H. Binder/K. Binder
Autogenes Training –
Basispsychotherapeutikum

D1723141

„Das wahre Selbst, eine Kontinuität des Seins,
beruht beim Gesunden auf der Entwicklung des Leibseelischen."
D. W. WINNICOTT

H. Binder / K. Binder

Autogenes Training – Basispsychotherapeutikum

Wirkungsweise - Psychodynamik - Vorsatzbildung

3. erweiterte Auflage

Deutscher Ärzte-Verlag Köln

Dr. med. Hellmut Binder †
Psychotherapie

Dr. med. Klaus Binder
Arzt für Neurologie und Psychiatrie,
Psychotherapie, Psychoanalyse
Schwachhauser Heerstraße 283
28211 Bremen

Mit 4 Abbildungen und 10 Tabellen

ISBN 3-7691-0361-0

Die Deutsche Bibliothek - CIP-Einheitsaufnahme

Binder, Hellmut:
Autogenes Training – Basispsychotherapeuti-
kum: ein Weg zur Entspannung und zum Selbst/
H. Binder; K. Binder. –
3., erw. Aufl. – Köln: Dt. Ärzte-Verl., 1998
ISBN 3-7691-0361-0

Copyright © 1998 by
Deutscher Ärzte-Verlag GmbH
Dieselstraße 2, 50859 Köln

Satz: Deutscher Ärzte-Verlag
Druck: Farbo Druck & Grafik Team GmbH,
50969 Köln
Bindung: Buchbinderei Lottmann, Pulheim

Inhaltsverzeichnis

Vorwort zur 3. Auflage

Das praxis-, d.h. erfahrungsorientierte Konzept des vorliegenden Buches ist weiterhin auf eine breite Zustimmung gestoßen, so daß eine 3. Auflage anstand. Die zwischenzeitlich in der praktischen Anwendung des Autogenen Trainings erworbenen Erfahrungen haben zu einigen Ergänzungen geführt.

So habe ich dem Inhalt des mir außerordentlich wichtig erscheinenden Vorgespräches mit dem Patienten einen eigenen Abschnitt gewidmet (4.6). Die zunehmende Zahl von Patienten mit einer Neurodermitis veranlaßte mich, in das Kapitel „Aufbaukurs" einen Abschnitt über die Einbeziehung der Haut in das Autogene Training einzufügen (6.3).

Da seit einigen Jahren der Arbeit mit „Vorsatzbildungen" im Rahmen der von mir durchgeführten Seminare meine besondere Aufmerksamkeit gilt, lag es nahe, die bislang mündlich weitergegebenen Erfahrungen einmal schriftlich niederzulegen. Dies ist in dem vollkommen neu gestalteten Kapitel 7 geschehen.

Wenn ich einer Kursteilnehmerin oder einem Kursteilnehmer das Autogene Training vermittle, so ist es immer mein Ziel, diesen Menschen die möglichen *sinnlichen Erlebensqualitäten,* die man durch diese Methode erfahren kann, zu vermitteln. Mich hat jedoch auch immer besonders interessiert, wie diese Erlebensmodalitäten zu erklären sind. Bislang bewegten sich unsere Erklärungsmöglichkeiten innerhalb des biokybernetischen, lerntheoretischen und psychoanalytischen Denkmodells. Diesen habe ich in der vorliegenden Auflage einige Verbindungslinien zur Säuglingsforschung hinzugefügt.

Und schließlich galt es, die in der 2. Auflage aufgenommene Diskussion über die Wirksamkeit des Autogenen Trainings durch die seitdem gewonnenen Erkenntnisse zu ergänzen.

An dieser Stelle möchte ich nachdrücklich Herrn Priv.-Doz. Dr. F. Stetter (Extertal-Laßbruch) danken. Er hat durch seine Literaturdurchsicht, in der er das Augenmerk auf Studien richtete, die einer wissenschaftlichen Nachprüfung standhalten („kontrollierte Studien") Entscheidendes zu einer differenzierten Betrachtungsweise des AT beigetragen.

Danken möchte ich auch denjenigen meiner Kursteilnehmerinnen und Kursteilnehmer, die in den vergangenen Jahren durch ihre Erfahrungen bei einer lebendigen Ausgestaltung des AT mitgeholfen haben.

Mein Dank gilt in besonderer Weise wieder Frau Dagmar Engel für die umfangreichen, präzisen und zuverlässigen Vorarbeiten zu der vorliegenden Auflage sowie Frau Gerda Richter und Herrn Dr. Mathias Groll für die Durchsicht des Textes und ihre Anregungen.

Bremen, 1998
Klaus Binder

Vorwort zur 1. Auflage

1932 legte Prof. Dr. med. Dr. med. h. c. J. H. Schultz seine Monographie: „Das autogene Training; konzentrative Selbstentspannung" vor. In den folgenden Jahrzehnten erschien eine Fülle von neurophysiologisch-experimentellen und empirischen Arbeiten (s. Bibliographien von Luthe und Langen), die die Beobachtungen von Schultz bestätigten. Darüber hinaus ist das Autogene Training (AT) durch eine Vielzahl von allgemeinverständlichen Büchern einer breiten Öffentlichkeit bekannt gemacht worden.

Aufgrund der vielfältigen Verwendungsmöglichkeiten hat das AT allerdings auch manchen Autor zu Versprechungen verführt, die einer kritischen Nachprüfung nicht standhalten.

AT ist kein Allheilmittel!

Illusionäre Vorstellungen von dieser Methode müssen unabwendbar zur Enttäuschung führen.

Bei sachgerechter Anwendung leistet jedoch AT in der Gesundheitsvorsorge (zum Beispiel in der Arbeit an Volkshochschulen) ebenso Wertvolles wie in der Rehabilitation von Herzinfarktpatienten und Menschen mit anderen organischen Erkrankungen.

Darüber hinaus steht dem psychotherapeutisch ausgebildeten Arzt mit dem AT eine zuverlässige und differenzierte Heilmethode nicht nur im Sinne eines *Basistherapeutikums der Psychotherapie* (H. Binder, 1962) zur Verfügung.

Anhand eigener jahrzehntelanger Erfahrungen mit der Anwendung des AT in Prävention und Therapie, in ärztlicher Fort- und Weiterbildung sowie Supervision wollen wir in diesem Buch Wege, Möglichkeiten und Ergebnisse, aber auch Grenzen dieser psychotherapeutischen Methode darstellen.

Hierbei haben wir vier Schwerpunkte gesetzt:

1. Im Sinne einer *praxisorientierten Anleitung und Supervision* für Übungsleiter gehen wir in den Abschnitten A und B ausführlich auf praktische Fragen der Vermittlung des AT, mögliche Modifikationen und Störungen sowie deren Ursachen und Abhilfen ein. Dabei haben wir aus Gründen der Didaktik und Anschaulichkeit für das 5. Kapitel eine Form gewählt, die im wesentlichen den Ablauf eines Grundkurses beschreibt,

wie er sich uns in der ärztlichen Praxis bewährt hat. Ebenfalls der Anleitung und Supervision dient die Darstellung der von uns erarbeiteten
Kurskonzepte im Abschnitt D. Im Abschnitt E wird dieser Schwerpunkt
durch Glossar, Literaturnachweis und Sachregister vervollständigt.

2. Im Kapitel 8, Abschnitt C, befassen wir uns mit *theoretischen Überlegungen* zu Wesen und Wirkungsweise des AT unter biokybernetischen,
lerntheoretischen und tiefenpsychologischen Gesichtspunkten.

3. Im Kapitel 7 des Abschnittes B und im Kapitel 9 des Abschnittes C stellen wir das Autogene Training als *Psychotherapiemethode* vor, deren
weitreichende Wirkungsmöglichkeiten sich aus einer Kombination von
verhaltenstherapeutischen und tiefenpsychologischen Ansätzen mit der
durch das AT zu erreichenden „Körperbeseelung" ergeben.

4. Im Kapitel 10 des Abschnittes C nehmen wir dann den Grundgedanken,
der uns bei der Abfassung des vorliegenden Buches geleitet hat, noch
einmal ausdrücklich auf und stellen dar, inwieweit Autogenes Training
in der Art, wie wir es verstehen, ein „Weg" zur Individuation, das heißt
zur *Selbstwerdung und -findung* sein kann.

Uns war beim Schreiben des Buches besonders die Darstellung der Beziehung zwischen Übendem und Übungsleiter wichtig. Ihr gehört neben
der sachlich korrekten Vermittlung des Autogenen Trainings unsere Aufmerksamkeit.

An dieser Stelle sei noch einmal allen gedankt, die in den vergangenen
Jahren ihre Erfahrungen in den von uns durchgeführten Kursen beige-
steuert haben. Wir haben viel von unseren Kursteilnehmern gelernt!

Ein besonderer Dank gilt Herrn Dr. Mathias Groll und Frau Dagmar Engel für die kritische Durchsicht des Manuskripts und vielen Anregungen.
Frau Engel war uns bei der Abfassung des Glossars und des Sachregisters
behilflich. Frau Thea Stenzel danken wir für ihre geduldige Mitarbeit bei
den Schreibarbeiten und Frau Waltraut Binder für ihre Hilfe bei der Kor-
rektur.

Hamburg-Wentorf, 1988   Bremen, 1988
Hellmut Binder   Klaus Binder

A
Einführung

1
Zur Entstehung des Autogenen Trainings

Die ersten Gedanken zum AT entwickelte J. H. SCHULTZ unter dem Einfluß der Arbeiten von OSKAR VOIGT um das Jahr 1910, nachdem er sich ausführlich mit der Hypnose beschäftigt hatte. Als nachteilig bei der Hypnose sah SCHULTZ die durch dieses Verfahren mögliche Abhängigkeit des Patienten vom Therapeuten an. So entstand der Gedanke, ein autohypnotisches Verfahren zu entwickeln, bei dem die Autonomie des Patienten im Vordergrund steht und der Arzt als Vermittler der Methode lediglich die Funktion des Anleitens und Begleitens hat.

Ab 1920 entwickelte SCHULTZ das Konzept seines Autogenen Trainings. Er stellte 1926 seine Erfahrungen erstmals in einem Vortrag der medizinischen Öffentlichkeit vor.

Dieses Unterfangen war damals nicht ohne Risiko, da er mit der von ihm vertretenen Hypothese einer Einheit von Leib und Seele im Widerspruch zur gängigen Lehrmeinung stand.

Nach weiteren sechs Jahren praktischer Arbeit an der Methode erschien 1932 seine Monographie: *„Das autogene Training; konzentrative Selbstentspannung"* Sie wurde in mehrere Sprachen übersetzt und hat bislang siebzehn Auflagen erreicht.

Eine größere Verbreitung erfuhr das AT allerdings erst mit dem Beginn einer immer ausgedehnteren, systematisierten ärztlichen Fortbildung im Rahmen großer nationaler und internationaler Kongresse nach dem zweiten Weltkrieg. Hier waren es vor allem die praktischen Ärzte, die als erste erkannten, wie hilfreich diese Entspannungsmethode bereits in ihrer einfachen Anwendungsweise sein kann.

Von den Psychoanalytikern allerdings wurde das AT mit dieser „einfachen Anwendungsweise" gleichgesetzt und folgerichtig als „kleine Psychotherapie" eingeordnet — aus Unkenntnis, wie aus der Lektüre des vorliegenden Buches unschwer zu ersehen sein wird.

Um die Entwicklung der Oberstufe des Autogenen Trainings als Methode der Tiefenpsychologie haben sich unter anderem besonders WALLNÖFER und ROSA verdient gemacht. KRAFT (1983) und BULLING (1979) haben auf die Möglichkeit hingewiesen, das bei der Vermittlung der Grundstufe des AT gewonnene Material psychoanalytischer Bearbeitung zugängig zu machen.

Und auch die Gedanken von J. H. Schultz reichten weit über die Anwendung des AT als „einfache" Entspannungsmethode hinaus. So formulierte er in seiner Monographie: „Hier mündet unsere Arbeit in der höchsten psychotherapeutisch zugänglichen Schicht der Existentialwerte, in der Selbstverwirklichung."

Dieser Begriff ist in jüngster Zeit auf Grund seiner inflationären Verwendung trivialisiert worden und steht leider allzu oft für einen unsozialen und damit ungesunden Rückzug von anderen Menschen. Was mit ihm jedoch gemeint ist, wird sich dem Leser bei der Lektüre des Buches allmählich erschließen (s. vor allem die Ausführungen im Abschnitt C).

2
Wirkungsweise

In diesem Kapitel werden wir die drei wesentlichen Faktoren darstellen, die bei der Einleitung des autogenen (griech. = selbsttätig, unmittelbar) Entspannungszustandes zum Tragen kommen. Eine zentrale Rolle nehmen bei diesem Geschehen Vorstellungen von körperlichen Entspannungsphänomenen ein. Diese Vorstellungen setzen sich um in wahrnehmbare Körperveränderungen. Von hier aus führen zwei gleichzeitig und parallel laufende Vorgänge zur Gesamtentspannung:

1. Durch *Konzentration* (= Einengung unseres Bewußtseins) auf die körperlichen Entspannungszeichen erreichen wir das Hypnoid, das heißt, denjenigen hypnoseähnlichen Versenkungszustand, in dem körperliche und seelische Entspannung gleichzeitig nebeneinander bestehen.
2. Aufgrund der *Leib-Seele-Einheit* führt die durch Vorstellung hergestellte körperliche Entspannung in einer Ganzheitsreaktion des Körpers zur seelischen Entspannung.

2.1
Von der Vorstellung zur veränderten Körperfunktion

Schon Ende des 19. Jahrhunderts beschrieb FOREL (J. H. SCHULTZ, 1950), daß Vorstellungen die Tendenz haben, sich in körperliches Geschehen umzusetzen. Diesen Vorgang nannte er *Ideoplasie*. Für Abläufe im Bereich der Muskulatur hat CARPENTER dies ebenfalls bereits Ende des vergangenen Jahrhunderts bestätigt. Das heißt, die Vorstellung von einer Bewegung beinhaltet im Ansatz deren Durchführung. Dies läßt sich myoelektrisch nachweisen. So entsteht zum Beispiel durch eine geballte Faust in der beteiligten Muskulatur elektrische Aktivität, die im Ruhezustand nicht nachgewiesen werden kann. Die intensive Vorstellung: „Ich balle meine Faust" — ohne den Vollzug dieser vorgestellten Bewegung — erzeugt ebenfalls elektrische Potentiale.

2.2
Das Konzentrative

J. H. SCHULTZ bezeichnete das AT auch als *konzentrative* Selbstentspannung. Das Wort konzentrativ gibt oft Anlaß zu Mißverständnissen. Leistungsorientierte Menschen sehen in der Konzentration die Aufforderung zu einer Willensanstrengung, die geradezu im Gegensatz zu dem von SCHULTZ beabsichtigten Loslassen und Sich-Lösen steht. Wir bevorzugen deshalb den Ausdruck „hinlenkende Aufmerksamkeit" oder auch „teilnehmende Beobachtung".

Durch den Augenschluß und die Immobilisierung des Körpers werden die ersten Schritte auf dem Weg zur Hinwendung nach innen vollzogen, durch Übung dann die nächsten Lernziele im Laufe der Zeit erreicht: die Distanzierung von Geräuschen und Gedanken.

Diesen durch Übung zu erreichenden Phänomenen stellt sich die gleichermaßen durch Übung zu vervollkommnende Fähigkeit zur Einengung des Denkens auf die Vorstellung von körperlicher Entspannung an die Seite.

Gelingt diese Einengung des Bewußtseins nicht, so hören wir von fortgeschrittenen Kursteilnehmern mitunter von folgender Beobachtung: „Ich spüre zwar körperliche Entspannung, bin aber noch unruhig und kann mich nicht konzentrieren."

Hier treten also körperliche Entspannungszeichen auf, ohne daß dies zur psychischen Entspannung geführt hätte. Fragen wir weiter, so stellt sich immer heraus, daß der Übende mit seinen Gedanken noch allen möglichen Tagesereignissen und Lebensproblemen verhaftet ist. Es ist ihm jedoch noch nicht gelungen, sein Fühlen und Erleben in ausreichendem Maße (s. dazu unter *Rhythmus* und *Schwingen*) auf die körperliche Entspannung auszurichten. Nur wenn dies erreicht ist, kann es zur *organismischen Umschaltung* kommen.

Als Voraussetzung für diese „gleichsam reflektorische Überwältigung" nennt SCHULTZ:
- Die Außenreizverarmung
- Die Monotonie
- Das Erlebnis der inneren Einengung und Sammlung auf körperhaftes Geschehen.

In jüngerer Zeit hat GARCIA (1983) diesen Ablauf verdeutlicht, indem er im Zusammenhang mit der organismischen Umschaltung von einer „unbedingten Reflexaktion" spricht. Diese erfolgt nach GARCIA dann, wenn es 1. zu einer Drosselung des Informationsflusses zum Zentralnervensystem (durch

Augenschluß, Distanzierung von Geräuschen, Immobilisation des Körpers) kommt und wenn 2. diese so verminderte Informationsmenge konstant bleibt (s. Abb. 2-1).

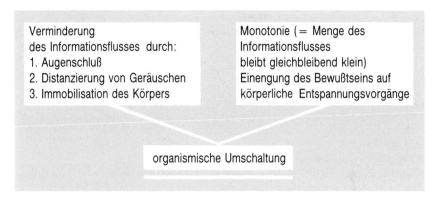

Verminderung des Informationsflusses durch:	Monotonie (= Menge des Informationsflusses
1. Augenschluß	bleibt gleichbleibend klein)
2. Distanzierung von Geräuschen	Einengung des Bewußtseins auf
3. Immobilisation des Körpers	körperliche Entspannungsvorgänge

organismische Umschaltung

Abbildung 2-1: Voraussetzungen für die organismische Umschaltung

Dem im AT noch Unerfahrenen werden diese Ausführungen vielleicht etwas mechanistisch anmuten. Wer sich hingegen im Autogenen Training „entspannt" erlebt hat, wird wissen, daß das „Konzentrative" auf der Ebene des Erlebens etwas ausgesprochen Lustvolles sein kann (s. auch 8.5.1, Regression).

2.3
Leib-Seele-Einheit

Jedes seelische Geschehen wird den Körper beeinflussen, und jedes körperliche Geschehen wirkt sich auf unsere seelische Befindlichkeit aus. Schon der Volksmund kennt hierfür treffende Beispiele: „Das Herz hüpft mir vor Freude ... Mir läuft die Galle über ... Es liegt mir schwer im Magen ... Man hat ihm das Kreuz gebrochen."

Die psychosomatische Forschung hat in den vergangenen Jahren reichhaltige Belege für die Wechselwirkungen von Leib und Seele gefunden (u.a. MITSCHERLICH, 1968).

So können gewisse körperliche Symptome unter bestimmten Voraussetzungen als Ausdruck eines unbewußten und nicht verarbeiteten innerseelischen Konfliktes aufgefaßt werden, zum Beispiel Kopfschmerzen, Schwindelerscheinungen oder Rückenschmerzen. Bei entsprechender Veranlagung können solche unbewußten Konflikte auch zu organisch nachweisbaren Schäden führen:

Ein 35jähriger Ingenieur hatte aufgrund bestimmter Zusagen in eine neue Firma gewechselt. Hier stellte sich heraus, daß die Arbeitsbedingungen weitaus schlechter waren, als die Firmenleitung ihn hatte glauben lassen. Er vermochte nicht, die entstandenen Schwierigkeiten in der offenen Auseinandersetzung zu lösen. Es trat ein ausgeprägter Schub einer seit Jahrzehnten nicht mehr in Erscheinung getretenen Neurodermitis auf. In der deswegen eingeleiteten Psychotherapie (die neben der hautärztlichen Behandlung erfolgte) konnten im Verlauf der Behandlung die hinter dieser Erkrankung stehenden intensiven Gefühle von Hilflosigkeit und Hoffnungslosigkeit aufgedeckt, erlebt und bearbeitet werden. Diese Gefühle hatte der nach außen sehr beherrscht wirkende Mann bislang abwehren müssen, weil sie so gar nicht zu dem Bild paßten, das er von sich selbst gehabt hatte.

Bezogen auf das AT bedeutet dieses Aufeinandereinwirken von Leib und Seele ein wechselseitiges Bedingen von körperlichen und seelischen Entspannungsphänomenen. Ein Mensch, der körperlich vollkommen entspannt ist, wird nicht gleichzeitig seelisch unausgeglichen und verkrampft sein können, was auch umgekehrt gilt.

SCHULTZ beobachtete diese Wechselwirkung zunächst bei Patienten, die er mit Hypnose behandelte. Sie empfanden im hypnotisierten Zustand ihre Arme und Beine als schwer und warm, Atmung und Herz als ruhig und regelmäßig und den Leib als angenehm warm. Dem Erleben dieser körperlichen Entspannungszeichen stellten sich als Ausdruck seelischer Entspannung Gefühle von Ausgeglichenheit, Ruhe und Gelassenheit an die Seite.

SCHULTZ folgerte aus seinen Beobachtungen und dem Wissen um die psycho-physische Einheit, daß es möglich sein müßte, diesen durch einen Therapeuten eingeleiteten Zustand der Gesamtentspannung (organismische Umschaltung) auch durch den Patienten selbst (= autogen) herstellen zu lassen.

Während der *hypnotisierte Patient als Folge des Versenkungszustandes körperliche Entspannung* empfindet, stellt der autogen Trainierende Schwere und Wärme und die anderen körperlichen Entspannungszeichen durch Vorstellung her. Indem er sich intensiv auf diese Vorstellungen und die nachfolgende körperliche Entspannung konzentriert, d.h. sich bewußtseinsmäßig einengt, kommt es als Folge zum Versenkungszustand.

3
Ergebnisse

3.1
Organismische Umschaltung als vegetativer Funktionswandel und als psychisches Werkzeug

Zur Wiederholung nennen wir noch einmal die zuvor aufgeführten drei Grundsätze, die für das Verständnis der Wirkungsweise des Autogenen Trainings von Bedeutung sind:

1. Vorstellungen setzen sich um in Wahrnehmung von körperlichen Veränderungen.
2. Konzentration (Bewußtseinseinengung auf diese körperlichen Veränderungen) ist die Voraussetzung des vegetativen Funktionswandels.
3. Leib und Seele sind eine Einheit.

Wie schon erwähnt, nähern wir uns dem Zustand der Gesamtentspannung auf zwei Wegen. Zum einen „bauen" wir ihn mosaikförmig Stufe für Stufe aus verschiedenen körperlichen Entspannungsphänomenen zusammen, zum anderen bildet die fortschreitende Konzentration (Sammlung) auf die körperlichen Entspannungsvorgänge die Voraussetzung für die psycho-physische Gesamtumschaltung. Beide Vorgänge unterliegen der Gesetzmäßigkeit des Übens. Je häufiger sie hergestellt werden, desto rascher gelingt ihr Vollzug.

Die psycho-physische Gesamtumschaltung bezeichnete SCHULTZ als organismisch, weil der gesamte beseelte Organismus einbezogen ist. Der *vegetative Funktionswandel* vom ergotropen Leistungszustand zum trophotropen Erholungszustand stellt also nur einen Teilaspekt dar. Er ist im körperlichen Bereich gekennzeichnet durch die im folgenden noch näher zu beschreibenden Veränderungen zugunsten des Parasympathikus. Sie sind die Voraussetzung für die körperliche Erholung.

Weiterhin können wir die normalerweise unserem Willen entzogenen, unwillkürlich vonstatten gehenden Körperfunktionen durch Vorstellungen bis zu einem gewissen Ausmaß beeinflussen. Verkrampfungen der Muskulatur oder im Magen-Darm-Bereich lassen sich durch AT ebenso lösen wie Spasmen der Blutgefäße der Haut.

Des weiteren kommt es im Rahmen der organismischen Umschaltung zur *Selbstruhigstellung*, zum *Angstabbau* und zur *Resonanzdämpfung der Af-*

fekte. Das heißt nun nicht, wie mitunter dem AT mißverständlich unterstellt wird, daß der autogen Trainierte „nichts mehr an sich ran läßt". Affektarmut kann niemals das Ziel einer organismischen Entspannungsmethode sein. Vielmehr wird der im AT Geübte in die Lage versetzt, mit seinen Emotionen und Affekten umzugehen. Er soll „Herr im eigenen Haus" sein (s.a. *Ich-Stärke).*

Erlebnismäßig sind die mit der Entspannung einhergehenden psychischen Veränderungen durch tiefe Ruhe, Gelassenheit und ein Gefühl von innerer Harmonie gekennzeichnet. Kursteilnehmer beschreiben diesen Zustand folgendermaßen: „Ich fühle mich ganz frei, losgelöst von allem, nichts belastet mich mehr."

Und schließlich wird das AT in der organismischen Umschaltung zum *„psychischen Werkzeug"* (GARCIA, 1983). Wir können nämlich in dem beschriebenen entspannten Zustand nicht nur die Fähigkeit entwickeln, die Gedanken wie durch ein Brennglas zu bündeln, sondern können auch lernen, uns kontemplativ freischwebend jedem beliebigen Problem zuzuwenden.

Hierbei gewinnt ein solches Problem dann außerordentlich an Tiefenschärfe, d.h. nicht nur die Intensität der Wahrnehmung von Gefühlen und Gedanken nimmt zu, sondern auch die Fülle der sich zu einem Gedanken, einem Problem oder einem inneren Bild einstellenden Assoziationen. Diese sind die entscheidenden Voraussetzungen sowohl für die sinnvolle Erarbeitung und Anwendung von Vorsatzbildungen als auch für die Arbeit in der Oberstufe des AT.

Die mit der organismischen Umschaltung einhergehende Bewußtseinsänderung ermöglicht bei entsprechender Übung nicht nur eine Steigerung von Konzentration und Kreativität, sondern darüber hinaus eine Kombination von verhaltenstherapeutischem und tiefenpsychologischem Ansatz in der Psychotherapie (s. Kap.9).

3.2
Vom Funktionswandel zum Funktionsausgleich (Eutonie statt Dystonie)

Zunächst beobachten wir beim Autogenen Training einen Funktionswandel im vegetativen Nervensystem. So kommen Teilnehmer eines AT Kurses zum Beispiel in Eile zum Kursabend. Sie befinden sich noch im ergotropen, vom Sympathikus getragenen körperlichen und seelischen Zustand. Kommen sie im AT langsam „zur Ruhe", so können wir nun die Zeichen einer Umstellung auf den Parasympathikus beobachten. Durch Weitstellung der Blutgefäße der Haut rötet sich diese. Es kommt zu einer vermehrten Speichelsekretion. Die Darmbeweglichkeit nimmt zu, der Blutdruck sinkt etwas ab, und die Herz- und Atemfrequenz vermindern sich.

Das Autogene Training läßt sich in seinen Auswirkungen jedoch nicht auf parasympathische Erscheinungen einengen. Wäre dies der Fall, so könnte das Absenken erhöhter Blutdruckwerte oder die Behebung einer Obstipation zwar erklärt werden. Eine plausible Deutung für die Tatsache, daß die gleiche Methode auch gegensätzliche Störungen günstig beeinflussen kann, ließe sich dann nicht liefern. Denn auch Menschen mit einem reizbaren Dickdarm und Neigung zu Durchfällen profitieren ebenso von dieser Methode wie solche, die unter einem zu niedrigen Blutdruck leiden. Neben die Umschaltung des vegetativen Nervensystems in den parasympathisch gesteuerten trophotropen Zustand tritt damit als übergeordneter Gesichtspunkt der durch längeres Üben zu erreichende *Funktionsausgleich.* Befand sich das vegetative Nervensystem zuvor im Zustand des Ungleichgewichtes, der Dystonie, so kommt es nun zur Wiederherstellung des Gleichgewichtes, der Eutonie.

Das Autogene Training „ermöglicht" dem vegetativen Nervensystem durch beständige Wiederholung des Funktionswandels, in den Zustand der Homöostase zurückzugelangen. Dieser Zustand des natürlichen Gleichgewichtes kann durch Umweltfaktoren, zum Beispiel eine übermäßige Daueranspannung im Beruf oder durch innerseelische Konflikte gestört werden. Das AT gibt Körper und Seele die Möglichkeit, in das homöostatische Gleichgewicht zurückzugelangen. Wir können dazu auch sagen: „Autogenes Training fördert die jedem Organismus innewohnenden *Selbstheilungskräfte.*"

B
Praktische Durchführung

4
Grundsätzliche Erwägungen

4.1
Voraussetzungen beim Lehrenden

Angesichts eines übergroßen Bedarfs an Übungsleitern (ÜL), die AT vermitteln, kommt der Frage nach den Voraussetzungen, die diese erfüllen müssen, eine besondere Bedeutung zu. Wir werden deshalb am Schluß dieses Abschnittes diese Frage auch hinsichtlich des Berufes, den ein Lehrender als Grundvoraussetzung mitbringen sollte, erörtern.

Zunächst wenden wir uns jedoch den Voraussetzungen beim Lehrenden unter den drei Gesichtspunkten *Persönlichkeit, Beziehung und Kompetenz* zu.

Mit seiner *Persönlichkeit* sollte er die *Grundhaltung* des AT glaubwürdig verkörpern. Ein nervöser, cholerischer, ungeduldiger Übungsleiter wird nicht die zum Erlernen des AT notwendige Stimmung von Gelassenheit, Ruhe und Geduld um sich verbreiten können.

Lebendigkeit, Flexibilität und Spontaneität sind jedoch ebenso notwendige Eigenschaften, um auch unvorhergesehenen Situationen gewachsen zu sein und den von den Kursteilnehmern (KT) angebotenen Modifikationen aufgeschlossen gegenübertreten zu können.

Eng mit diesen persönlichen Eigenschaften des Lehrenden verbunden sind Forderungen, die er hinsichtlich der *Beziehung* zu seinen Klienten erfüllen sollte. Ein aufrichtiges Interesse am Klienten, ohne dabei eindringend aufdringlich zu sein, ist eine unabdingbare Voraussetzung. Verstehen-wollen bedingt auch genaues Nachfragen, das jedoch den Übenden niemals beschämen sollte. Das Erfragte muß mit Taktgefühl in konstruktive Hilfen umgesetzt werden. Hierbei helfen Beschwichtigen, Beschönigen, Bagatellisieren und Verniedlichen ebensowenig weiter wie Dramatisieren, Übertreiben oder gar Abwerten und Herabsetzen. Der ÜL darf seine Position nicht im Sinne der eigenen Profilierung oder des eigenen Macht- bzw. Geltungsstrebens mißbrauchen.

In seinem Interesse am Klienten soll ein gefühlsmäßiges Beteiligtsein (Empathie) mitschwingen, ohne daß er deshalb einer falschen Vertraulichkeit Raum geben darf. Der Lehrende muß sich auf die Vorstellungswelt des Lernenden einlassen können, sonst kommt es zu keiner fruchtbaren Zusammenarbeit. Er sollte in dem Wissen mit den Klienten umgehen, daß er stets dazulernen kann. Hierzu gehört auch die Bereitschaft, sich kritischen Auseinandersetzungen zu stellen. An der richtigen Stelle muß der ÜL die Fähigkeit aufweisen, Forderungen (z.b. nach regelmäßigen Übungszeiten) stellen zu können. Dies wird keine Schwierigkeit darstellen, wenn die Beziehung zum Kursteilnehmer zuvor tragfähig gestaltet werden konnte.

Eine selbstverständlich ausgeübte fachliche *Kompetenz* tritt als dritter Gesichtspunkt neben die beiden zuvor aufgeführten. Nicht das „Beherrschen" des Autogenen Trainings zeichnet den kompetenten Kursleiter aus, sondern die Vielfalt und Reflexion des eigenen Erlebens und Erfahrens. So wird er den Lernenden gegenüber auf natürliche Art und Weise sattelfest und glaubwürdig wirken. Dazu gehört selbstverständlich das regelmäßige eigene Üben, das den KL die Vermittlung des AT an andere Menschen aktuell und lebendig gestalten läßt.

Ein **Beispiel** soll dies verdeutlichen:
Bei drei parallel durchgeführten Kursen im Autogenen Training berichtete bei der anschließenden Besprechung ein Übungsleiter davon, daß in seinem Kurs die Teilnehmer erhebliche Schwierigkeiten bei der Realisierung der Leibwärme-Übung hätten. Daraufhin wurde ein Kursleiteraustausch durchgeführt. Dieser hatte zum Ergebnis, daß in dem Kurs von zehn Teilnehmern, in dem zuvor nur drei Teilnehmer Leibwärme erlebt hatten, nun nach dem Kursleiterwechsel diese Zahl auf sieben anstieg. Die Nachbesprechung der Kursleiter untereinander ergab, daß derjenige, dessen Teilnehmer die Schwierigkeiten aufgewiesen hatten, die Leibwärme selber nie gespürt hatte.

Ausgiebige eigene Erfahrungen mit dem AT sind also auf seiten des Übungsleiters unverzichtbar. Hinzu müssen eingehende Kenntnisse physiologischer Abläufe treten. Ein Kursleiter, der z.b. Schwitzen, Harndrang, Speichelsekretion oder Muskelzuckungen nicht einzuordnen weiß, ist als ungeeignet anzusehen.

Kenntnisse der Psychologie und Tiefenpsychologie sind entsprechend der Aufgabenstellung des Lehrenden zu fordern. Ein psychotherapeutisch tätiger Nervenarzt wird hier andere Voraussetzungen mitbringen als ein Kursleiter, der an der Volkshochschule gesunde Kursteilnehmer unterrichtet. Allerdings wird auch dieser Kompetenz im Umgang mit Gruppen mitbringen müssen, wie auch die Fähigkeit, in seinem VHS-Kurs Kranke herauszufinden und entsprechend weiterzuleiten.

Welchen Beruf soll nun unseres Erachtens ein Lehrender als Grundvoraussetzung mitbringen? Soll es in jedem Fall ein psychotherapeutisch ausgebildeter Arzt sein? Oder kommen auch Angehörige anderer Berufsgruppen in Frage?

Die Ideallösung stellt ohne Zweifel der psychotherapeutisch erfahrene Arzt dar. Er bringt aufgrund seiner Ausbildung die nötigen Kenntnisse seelischer und körperlicher Funktionsabläufe mit, die eine umfassende Vermittlung des AT möglich machen. Ein in der Patientenbetreuung erfahrener Diplom-Psychologe (klinischer Psychologe) ist bei entsprechender Ausbildung hinsichtlich der Vermittlung des AT nicht weniger qualifiziert, bringt jedoch als Nachteil die mangelnde Kompetenz in der Kenntnis körperlicher Erkrankungen mit. Ihm ist dringend (schon aus haftungsrechtlichen Gründen) zu raten, von jedem Klienten eine Unbedenklichkeitsbescheinigung des Hausarztes für das Erlernen des AT vorlegen zu lassen.

Andere Berufsgruppen sind aufgrund der Anforderungen, die das Autogene Training an den Lehrenden in der Vermittlung stellt, im allgemeinen von ihrer Grundausbildung her nicht genügend geeignet, diese Psychotherapiemethode weiter zu vermitteln. Allerdings gebietet die uns in Kurkliniken und an Stätten der Erwachsenenbildung herrschende Realität, gelegentlich Kompromisse einzugehen. Hier entscheiden Persönlichkeit und Kompetenz darüber, ob auch jemand, der nicht den genannten Berufsgruppen angehört, als geeignet anzusehen ist.

4.2
Voraussetzungen beim Lernenden

Es geht im folgenden nicht darum, den „idealen Lernenden" zu beschreiben oder gar zu fordern, sondern einige Grundvoraussetzungen, mögen sie auch manchem selbstverständlich erscheinen, in Erinnerung zu rufen.

Wer sich das Erlernen des AT zum Ziel gesetzt hat, sollte auch lernwillig sein, d.h. keiner sollte gegen seinen Willen, nur weil es z.B. sein Arzt oder der Ehepartner wünscht, an diese Aufgabe herangehen. Die Aussage einer Teilnehmerin: „Ich weiß eigentlich gar nicht, was ich hier soll", bedeutet die denkbar schlechteste Voraussetzung für unser Vorhaben.

Der Lernende kann durch sein Interesse, neue Erfahrungen mit sich und an sich erleben zu wollen, motiviert sein. Die Zuversicht, daß das AT ihm dies vermitteln kann, wird sich in einer positiven Erwartungshaltung ausdrücken. Der Kranke wird zusätzlich natürlich eine Entlastung von seinen Beschwerden erwarten. Dieser Wunsch, so berechtigt er auch sein mag, bedingt jedoch leider auch häufig eine übersteigerte Erwartungshaltung bis hin zur Heilserwartung, nun endlich den „Stein der Weisen" gefunden zu haben.

Obgleich eine positive Erwartungshaltung dem Lernen und Erleben von Neuem förderlich ist, kann sich der Übende durch eine überspannte Erwartungshaltung nachhaltig blockieren und damit gerade das verhindern, was er sich am meisten wünscht. Hier wird der hervorragende Stellenwert des Vorgespräches zwischen Übungsleiter und Übendem deutlich. In dem hier geführten Dialog ist am besten zu klären, was der Klient in seinem spezifischen Fall vom Autogenen Training erwarten kann (s.a. 4.6).

Eine Altersgrenze für das Erlernen des Autogenen Trainings beim alten Menschen gibt es nicht. Solange dieser in seinen geistigen Fähigkeiten nicht eingeschränkt ist, kann er auch AT erlernen. Unsere älteste Kursteilnehmerin eignete sich die Entspannungsübungen mit Enthusiasmus, Freude und Erfolg im Alter von 84 Jahren an.

Kinder finden meist rasch Zugang zum AT. Sie sind dabei mit weniger Problemen konfrontiert als die Erwachsenen (G. BIERMANN, 1975, W. KRUSE 1975, 1992). Als untere Altersgrenze sieht W. KRUSE bei Kindern acht Jahre an.

Auch ein besonderer Bildungsgrad ist nicht nötig. Jeder durchschnittlich begabte Mensch wird Autogenes Training erleben können. Nicht überragende Intelligenz, sondern der Wunsch, neue Erfahrungen zu machen, ist eine Voraussetzung für den Erfolg in dieser Methode. Hinzu muß die Bereitschaft kommen, diese Erfahrungen aufrichtig im Gespräch mit dem Übungsleiter mitzuteilen, da nur in einem solchen Gespräch für jeden einzelnen „sein" Autogenes Training herausgearbeitet werden kann.

Neben Interesse an der Methode und der Bereitschaft, etwas Neues zu erleben, muß der Lernende Geduld und etwas Selbstdisziplin mitbringen. Geduld benötigt er, um auch Rückschläge und Durststrecken überwinden zu können. Es dauert seine Zeit, bis aus der Last des Übens die *Lust am Erleben* geworden ist. „Mal eben schnell" das Autogene Training erlernen zu wollen, wird immer mit einer Enttäuschung enden.

Selbstdisziplin wird dem Lernenden bei den Übungsstunden helfen, regelmäßig und pünktlich zu erscheinen und seine insbesondere am Anfang notwendigerweise regelmäßigen Übungszeiten wahrzunehmen. Der Fortgeschrittene wird sich auf das Üben freuen, weil er erfahren hat, wie gut es ihm tut und wie wohl er sich dabei fühlt. Das tägliche Üben wird dann immer mehr zur Bereicherung und immer weniger zur Verpflichtung.

4.3
Indikationen

Wem kann AT nützen? Für wen ist es geeignet? Vergegenwärtigen wir uns noch einmal die Ausführungen im dritten Kapitel, da sich aus den „Ergebnissen" auch die möglichen Anwendungsgebiete herleiten lassen.

AT schafft durch die stete Wiederholung des vegetativen Funktionswandels (vom ergotropen Leistungszustand in den trophotropen Erholungszustand) ein immer stabiler werdendes Gleichgewicht im vegetativen Nervensystem („von der Dystonie zur Eutonie"). Als Folge stellen sich ein: Erholung, Entspannung, Ruhigstellung, Resonanzdämpfung der Affekte, Angstabbau und Beeinflussung unwillkürlicher Körperfunktionen.

Menschen, die etwas für ihre Gesundheitsvorsorge tun wollen, finden hier eine seit Jahrzehnten erprobte und bewährte Methode, die dem „gesunden" Übenden eine wertvolle Hilfe bei der Bewältigung seiner Alltagsprobleme („Streß") bedeuten kann. Tabelle 5-1 auf Seite 38 zeigt jedoch, wie relativ der Begriff „Gesundheit" sein kann. Sie wurde in einer Nachuntersuchung erstellt, die an 330 Teilnehmern von AT Kursen einer Volkshochschule durchgeführt wurde. Sie hielten sich für subjektiv „gesund". Hier wird deutlich, daß Prävention und Therapie einander in der Anwendung des AT überschneiden. Wenn es nicht mehr nur um „Nervosität, Hektik" oder „Nicht abschalten Können" geht, sondern wenn „Schlafstörungen, chronische Schmerzen" und „funktionelle Störungen" angegangen werden sollen, gewinnt AT eindeutig den Charakter einer Therapie.

Unter *„funktionellen Störungen"* verstehen wir Symptome, die den Träger beschweren, d.h. ihn leiden lassen, ohne bereits organisch faßbare Schäden hinterlassen zu haben. Zusammenfassend, jedoch ohne Anspruch auf Vollständigkeit, seien genannt:

Nervöse Schluckstörungen, nervöse Magen und Darmbeschwerden (Ober- und Unterbauchschmerzen ohne faßbare organische Ursache), Durchfall bei Aufregungen, funktionelle Herzbeschwerden (Herzrasen und -schmerzen), bestimmte Formen von Hypertonie und Hypotonie, Reizblase, übermäßiges Schwitzen, funktionelle Durchblutungsstörungen an Armen und Beinen.

Des weiteren kann AT als hilfreiche *zusätzliche Therapiemethode zur Anwendung kommen bei allen Erkrankungen, die bereits organische Schäden* aufweisen, ob sie nun als psychisch „mitverursacht" oder als rein organisch angesehen werden. Dies gilt gleichermaßen für den Herzinfarkt, für Krebserkrankungen wie auch für Asthma, Colitis ulcerosa und Neurodermitis.

Entsprechend den Ausführungen in Kapitel 7 und 9 ergibt sich ein weiteres Anwendungsfeld bei der Behandlung *neurotischer Störungen*. Welchen

Stellenwert AT hier allerdings einnehmen kann, hängt weitgehend von der Ausbildung des betreffenden Therapeuten ab. Ist ein Therapeut in dieser Methode sowohl hinsichtlich ihrer verhaltenstherapeutischen Anwendungsmöglichkeit als auch ihrer tiefenpsychologischen Dimension kenntnisreich und erfahren, so wird er im AT einen tragfähigen Therapieansatz finden, der sich zur Kombination der beiden genannten Methoden eignet.

4.4
Kontraindikationen

Wem kann das Autogene Training schaden, und für wen ist es nicht geeignet?

Schaden kann zunächst einmal AT jedem, der sich im Vertrauen auf leichtfertige Versprechungen übersteigerten Hoffnungen hingegeben hat und nun enttäuscht wird. Dies kommt in unseren Augen einem Betrug am leidenden Menschen gleich. Manche Bücher über AT lesen sich, als sei die zwangsläufige Folge des Erlernens dieser Methode ewige Glückseligkeit, Gesundheit und Lebenserfolg. Hier wird verschwiegen, wieviel Übungsfleiß der einzelne aufwenden muß, bis er z.b. zu den Leistungen eines HANNES LINDEMANN befähigt ist. Dieser damals junge Arzt fuhr im Serienfaltboot allein über den Atlantik und hatte sich mit Autogenem Training auf diese Reise ein halbes Jahr lang gründlich vorbereitet.

Für die Anwendung des AT besteht ein direkter Zusammenhang zwischen dem persönlichen Einsatz und dem resultierenden Erfolg. Für den Kundigen ist dies eine Selbstverständlichkeit!

Die Frage nach den Kontraindikationen ist nicht einfach und glatt zu beantworten. Zwar gelten akute Psychosen, erhebliche Minderbegabung und schwerer geistiger Abbau als Gegenanzeigen für die Erlernung des AT. Wir kommen der Frage jedoch näher, wenn außerhalb der Nennung von Diagnosen zwei Kriterien zur Beantwortung hinzugezogen werden.

Mit GARCIA, KRAFT, KÖNIG u.a. sind wir der Meinung, daß das entscheidende Kriterium auf seiten des Übenden die erhaltene Selbstverfügbarkeit ist. Wer nicht die notwendige Sammlung und Hinwendung nach innen aufbringen kann, wird sich am AT vergeblich versuchen. Dies gilt sicherlich für alle akut erkrankten Psychotiker ebenso wie für erheblich Minderbegabte und Menschen mit einem fortgeschrittenen geistigen Abbauprozeß.

Aber auch Patienten, deren (auch unbewußter) Gewinn aus der Krankheit für sie von größerem Gewicht ist als das daraus entstehende Leiden, werden trotz aller Bemühungen nur sehr schwer zum Erfolg kommen. Hier muß allerdings das zweite Kriterium Beachtung finden: die Qualifikation des Therapeuten.

Ein psychotherapeutisch erfahrener Arzt oder Psychologe, der Geduld und Einfühlungsvermögen aufweist und sich zudem von anfänglichen Mißerfolgen weder entmutigen noch kränken läßt, wird für einen schwierigen Patienten noch von Gewinn sein können.

Auch haben Psychiater, wie zum Beispiel SCHULTZ und KRAFT, Menschen, bei denen das akute Stadium einer Psychose abgeklungen war, mit Erfolg im AT unterwiesen.

Aufgrund dieser Erfahrungen ziehen wir es vor, von *relativen* Kontraindikationen zu sprechen.

In Fortbildungskursen für Ärzte und Diplompsychologen wird häufig die Frage gestellt, ob Menschen mit einer „Borderline Störung" das Autogene Training erlernen könnten.

Dem psychoanalytischen Denkmodell zufolge liegen (verkürzt ausgedrückt) in der Persönlichkeit des betreffenden Menschen gegensätzliche Affekte heftigsten Ausmaßes unvermischt nebeneinander. Außerdem besteht eine erhöhte Durchlässigkeit für solche Affekte, die deswegen das Ich des Betreffenden bei entsprechendem Auslöser abrupt überschwemmen können. Ein solcher Auslöser kann z.b. eine tief verborgene, schmerzhafte und angsterregende Kindheitserinnerung sein, die in der Regression des entspannten Zustandes wiedererlebt wird. In so einem Augenblick kann das Ich des Übenden mit einem Affekt überschwemmt werden, der zu dieser Kindheitserinnerung gehört, und es kann z.B. zu einem Angstanfall kommen.

Sinngemäß kann dieses auch für Menschen gelten, die unter der schweren Form einer Angstneurose leiden.

Es kann in einem solchen Fall sinnvoller sein, dem Betreffenden als Entspannungsmethode die Progressive Muskelentspannung nach JACOBSON näherzubringen. Bei deren Durchführung behält der Übende stärker als im AT das Gefühl, daß er seinen Körper kontrolliert.

Von Bedeutung wird jedoch auch in diesen Situationen die Tragfähigkeit der Beziehung zwischen Patient und Therapeut und die Qualifikation des Therapeuten sowie seine Einschätzung des Einzelfalls sein.

4.5
Gruppen- oder Einzelanwendung?

In der Therapie somatischer und psychischer Störungen wird die Entscheidung zwischen Gruppen- oder Einzelanwendung zunächst einmal von den äußeren Gegebenheiten abhängen. Wann findet der nächste Kurs statt? Wie groß ist die räumliche Entfernung zum Therapeuten? Hinzu tritt der Gesichtspunkt der Dringlichkeit. Einen Patienten in großer Not werden wir nicht bis zum nächsten Kurs, der vielleicht erst in sechs Monaten stattfinden wird, vertrösten wollen. Ihm werden wir ebenso die Einzelanwendung anbieten wie demjenigen, der in großer räumlicher Entfernung von unserer Praxis wohnt und gleichzeitig weiterführender psychotherapeutischer Gespräche bedarf. In sehr seltenen Fällen entwickelt ein Patient der Gruppensituation gegenüber so große Ängste, daß für ihn zunächst nur die Einzelanwendung in Frage kommt.

Die Vermittlung des AT in Gruppen hat für den Teilnehmer verschiedene Vorteile. Eine Gruppe kann dem einzelnen ein hohes Maß an Geborgenheit vermitteln und ihm einen Rahmen bieten, in dem bei gleichsinniger Zielsetzung der Gruppenmitglieder ein zwangloser und angstfreier Austausch von Erfahrungen möglich ist. Dieser Erfahrungsaustausch bedeutet für jedes einzelne Mitglied eine Fülle von Anregungen. Das eigene Erleben kann überprüft werden. Erfahrungen eines anderen können Anlaß sein, in die gleiche Richtung zu „probieren". Bestätigung des eigenen Erfolges durch Mitglieder der Gruppe verstärkt den Erfolg und spornt zusätzlich an. Rückschläge werden leichter ertragen, wenn man gleichzeitig sieht, daß es den anderen ähnlich ergeht. Unterschiedliche Erlebnisweisen und deren Anerkennung durch den Kursleiter werden auch die Toleranz beim Gruppenmitglied fördern. So wird durch die Gruppenarbeit nicht nur die Effizienz im Erlernen des AT gefördert, sondern auch ein Beitrag zum sozialen Lernen geleistet.

Für den Lehrenden bedeutet die Arbeit in Gruppen nicht nur eine Zeitersparnis gegenüber der Einzelanwendung, sondern auch das immer wieder spannende Erlebnis, wie sich nun gerade diese Gruppe entwickeln wird. Unabdingbar ist hierzu allerdings, daß der Gruppenleiter gewillt ist, dem Gruppengeschehen genügend Raum zu geben, und nicht darauf besteht, stets und ständig die Kontrolle über alle Abläufe behalten zu wollen. Dies bedeutet jedoch kein zielloses Laufenlassen. Vielmehr muß der Gruppenleiter das Gruppengeschehen noch überblicken und einordnen können. In einer chaotischen Gruppensituation kann kein AT gelernt werden. Die Teilnehmer werden den notwendigen, strukturgebenden Halt vermissen und sich vielleicht im Stich gelassen fühlen.

Zusammengefaßt hat für uns die Vermittlung der Grundstufe des AT in Gruppen eindeutig Vorrang.

Für die Arbeit mit persönlichkeitsgebundenen Vorsatzbildungen ergibt sich eine andere Gewichtung. Hier wird die durch die organismische Umschaltung erreichte Bewußtseinsveränderung zum Transmissionsriemen tiefenpsychologisch gewonnener Erkenntnisse, das heißt, die Arbeit wird sehr viel intimer und persönlichkeitsspezifischer. In der Gruppensituation setzt dies ein sehr viel höheres Maß an Bereitschaft zur Mitteilung persönlichen

Konfliktstoffes voraus, als dies bei der Erarbeitung der Grundstufe notwendig war. In der Regel wird sich deshalb in diesem Zusammenhang die Einzelarbeit anbieten.

Oberstufenarbeit, die Arbeit am Material, das in der autogenen Versenkung gewonnen wurde, kann sowohl in der Gruppe erfolgen als auch in der Einzelarbeit. Die Entscheidung wird vom Einzelfall abhängen.

4.6
Das Vorgespräch

Das Vorgespräch wurde bereits erwähnt. Da es sich aber wiederholt als von entscheidender Bedeutung für die Zusammenarbeit zwischen Kursleiter (KL) und Kursteilnehmer (KT) erwiesen hat (so hängt die Zahl der Kursabbrecher auch mit seiner Qualität zusammen), sollen hier einige besonders wichtige Gesichtspunkte hervorgehoben werden.

Das Vorgespräch dient wie üblich zunächst einmal der Erhebung der Vorgeschichte. Dies wird in der Praxis des niedergelassenen Arztes fast immer die Krankheitsvorgeschichte sein. U.a. sind Art, Dauer und Bedeutung der Beschwerden von Interesse. Hier wird der KL auch erste Überlegungen zur Indikation oder Kontraindikation des AT anstellen.

Mitunter ergibt sich aus dem Verlauf des Gesprächs der Eindruck, daß bei dem bestehenden Beschwerdebild eine weiterführende Psychotherapie angezeigt wäre. Darüber klären wir den Patienten auf. Erscheint es zum gegenwärtigen Zeitpunkt dennoch angebracht, zunächst das Autogene Training zu erlernen, so vereinbaren wir, diese Frage nach dem Kurs noch einmal aufzunehmen. Dabei haben wir häufiger die Feststellung gemacht, daß es eine Reihe von Menschen gibt, die sich das AT derart nutzbar machen können, daß die zuvor ins Auge gefaßte weiterführende Psychotherapie nicht mehr notwendig erscheint.

Eine 25jährige Versicherungsangestellte kam zum AT, weil sie seit einiger Zeit nicht mehr in Kaufhäuser gehen konnte, ohne Angst und Schweißausbrüche zu bekommen. Nachdem sie den Grund- und Aufbaukurs absolviert hatte, war dies wieder möglich, indem sie sich in der angstmachenden Situation auf das Atemerlebnis konzentrierte.

Das Vorgespräch dient aber auch zur Information des prospektiven Kursteilnehmers. So können Mißverständnisse und Informationslücken ausgeräumt, Ängste entkräftet („was geschieht denn da eigentlich mit mir?") und Motivationsarbeit geleistet werden („ist das nicht alles nur Einbildung?"). Wichtig erscheint uns auch der Hinweis zu sein, daß es sich zwar um eine Gelegenheit handelt, sich selbst zu erleben und mehr über sich zu erfahren, daß es sich aber nicht um eine Selbsterfahrungsgruppe handelt. In jener würde die Selbst-Erfahrung am anderen Gruppenmitglied im Vordergrund stehen. Beim Erlernen des AT geht es hingegen überwiegend um die Begegnung mit den sinnlichen Erlebnismöglichkeiten der eigenen Person.

So können KL und KT einander im Gespräch begegnen, kennenlernen und damit eine von wechselseitigem Vertrauen getragene Beziehung etablieren. Diese wird zur Grundlage des *Arbeitsbündnisses,* dessen Qualität von entscheidender Bedeutung für das Gelingen des gemeinsamen Vorhabens ist. Ein wesentlicher Inhalt des Arbeitsbündnisses besteht in einer gegenseitigen Verbindlichkeit, die sich auch in der Gestaltung des äußeren Rahmens (Termine, Verläßlichkeit, usw.) niederschlägt.

Im Sinne dieser Verbindlichkeit hat es sich für einige KL bewährt, mit jedem KT einen kurzen schriftlichen Vertrag abzuschließen, in dem sich der KT zur Verschwiegenheit hinsichtlich der von anderen Teilnehmern gemachten persönlichen Mitteilungen verpflichtet. Außerdem könnte ein solcher Vertrag eine finanzielle Regelung über ein mögliches Ausfallhonorar enthalten. Dies wäre privat vom KT zu entrichten, wenn er an einem Kursabend nicht teilnehmen kann.

5
Grundstufe

5.1
Die erste Kursstunde — Schwere

5.1.1
Vorstellung

Zu Beginn der ersten Kursstunde lassen wir die einzelnen Teilnehmer einander vorstellen und bitten darum, daß jeder kurz schildert, was ihn zum Autogenen Training geführt hat. Hierdurch wird den Gruppenmitgliedern das Gefühl vermittelt, daß keiner nur als „Beobachter" anwesend ist, sondern daß alle Kursteilnehmer im „gleichen Boot" sitzen.

Da zwischen Vorgespräch und Kursbeginn meist einige Wochen (möglichst nicht mehr als vier bis sechs, da sonst die Erinnerung an diese Begegnung und damit deren Beziehung schaffender Charakter schwindet) liegen, erinnern wir bei dieser Gelegenheit noch einmal an das Gebot der Verschwiegenheit. Jeder Teilnehmer soll sich auch in dieser Hinsicht während des Kurses in einem Schutzraum geborgen fühlen können.

In Kursen, die man vorher nicht kennt, zum Beispiel an Volkshochschulen, sollte diese Vorstellung sich mit der Schilderung der Teilnahmegründe verbinden. Damit wird dem Kursleiter bereits bei der Nennung der verschiedenen Beschwerden oder Anliegen die Möglichkeit gegeben, auf das Wirkungsspektrum des AT einzugehen. Er hat damit auch die Gelegenheit, übersteigerte Erwartungen zu dämpfen und eine realitätsgerechte Einschätzung zu fördern.

5.1.2
Teilnahmegründe

Einen Überblick über die verschiedenen Motive, die zur Teilnahme an einem Kurs im Autogenen Training geführt haben, gibt die Tabelle 5-1. Die meisten Teilnehmer kommen also, weil sie sich als zu hektisch, zu nervös oder unkonzentriert erleben. Sie können nicht abschalten und leiden unter Schlafstörungen. Ein Drittel der Teilnehmer möchte lernen, wie man sich schneller erholt. In der ärztlichen Sprechstunde verschiebt sich in den Kursen das Spektrum der Teilnahmegründe mehr zu chronischen Schmerzen

Tabelle 5-1: Teilnahmegründe für einen Kurs im AT (nach K. BINDER, 1987). N = 330, Mehrfachantworten möglich.

	n	in Prozent
Keine Antwort	1	
Ich war oft zu hektisch	92	28
Ich konnte nicht abschalten	134	41
Ich war zu nervös	128	39
Schlafstörungen	100	30
Chronische Schmerzen	30	9
Ich konnte mich schlecht konzentrieren	79	24
Ich war oft zu gereizt	80	24
Auf Empfehlung meines Arztes	40	12
Wegen funktioneller Beschwerden	69	21
Ich wollte lernen, wie man sich schneller erholt	115	35
Zur Leistungssteigerung	25	11
Ich wollte mich informieren	129	39

und Schlaflosigkeit. In der nervenärztlichen Praxis finden wir eine größere Anzahl von Patienten mit funktionellen Störungen, die meist als Ausdruck unbewußter innerseelischer Konfliktsituationen anzusehen sind.

Aber auch in Volkshochschulkursen weisen etwa ein Fünftel der KT derartige Beschwerden auf. Dies ist noch einmal als Hinweis darauf zu werten, wie wichtig das Vorstellungsgespräch zu Beginn des Kurses ist. Gerade in Volkshochschulkursen ist die Gefahr einer Fehleinschätzung der Teilnehmer besonders groß. Der Kursleiter darf sich nicht darauf verlassen, daß diese Kurse im Rahmen der „Erwachsenenfortbildung" angeboten werden. Vor diesem Hintergrund ist es u.E. auch als unverantwortlich anzusehen, medizinisch und psychologisch unkundige Kursleiter mit der Durchführung solcher Kurse zu betrauen.

5.1.3
Theoretische Einführung

Die theoretische Einführung wird sich im wesentlichen auf die drei im zweiten Kapitel geschilderten Grundgedanken beschränken. Dies ist möglichst anschaulich darzustellen.

Wir weisen an dieser Stelle auch immer wieder darauf hin, daß Autogenes Training nichts mit Glauben zu tun hat, sehr viel jedoch mit Üben. Auch ist es wichtig, in der Einführung noch einmal Mißverständnisse auszuräumen. Deshalb sagen wir z.B. auch immer wieder sehr deutlich, daß das AT keinen Religionsersatz darstellen kann und dies auch nicht will. Allerdings hat mancher unserer Kursteilnehmer durch die Wendung nach innen im regelmäßig durchgeführten Autogenen Training zum Zwiegespräch mit Gott gefunden. Auch dies gehört zu der Freiheit, die diese Methode jedem einzelnen in der persönlichen Ausgestaltung läßt.

5.1.4
Körperhaltung

An den Beginn des praktischen Teils stellen wir die Darstellung der drei von SCHULTZ angegebenen Körperhaltungen (Abb. 5-1). Im einzelnen also die „Droschkenkutscherhaltung", die Haltung in einem bequemen Lehnsessel und die Körperhaltung im Liegen. Alle drei Körperhaltungen werden vorgeführt, und auch auf Variationen wird eingegangen. Es erscheint uns wichtiger, den anatomischen und funktionellen Gegebenheiten sowie auch den subjektiven Vorstellungen von Bequemlichkeit des Übenden Rechnung zu tragen, als die „korrekte" Haltung durchzusetzen. Eine allzu enge Auslegung der von SCHULTZ vorgegebenen Körperhaltungen führt nur zu unnötigen Reibungen mit dem KT. Eventuell vorhandene Widerstände werden dadurch eher verstärkt.

Der „Droschkenkutschersitz" bietet sich für Sitzmöbel an, die keine Lehne haben, also ein Hocker oder zur Not auch einmal der heruntergeklappte Toilettendeckel (mitunter der einzige Ort, an dem Menschen, die in einem Großraumbüro arbeiten müssen, noch einen halbwegs ungestörten Platz zum Üben vorfinden). Der Übende setzt sich aufrecht hin und entspannt in dieser Haltung den Rumpf. Sitzt er richtig, so weist der Rücken jetzt eine angedeutet runde Form auf, der Kopf befindet sich etwa in der Lotrechten über dem Gesäß. Die großen Gelenke des Körpers (Ellbogen, Hüften, Knie) sollen sich in Mittelstellung, d.h. einer Stellung zwischen Beugung und Streckung befinden. Die Unterarme ruhen im körpernahen Drittel auf den Oberschenkeln. Keinesfalls sollen sie aufgestützt werden. Die Hände hängen locker herunter, bzw. ruhen teilweise noch auf den Oberschenkeln.

Die Haltung im Lehnsessel ist unproblematischer als die Droschkenkutscherhaltung. Der Kopf wird angelehnt. Die Unterarme liegen auf den Armlehnen oder auf dem Schoß. Die Beine sind leicht gespreizt wie bei der Droschkenkutscherhaltung.

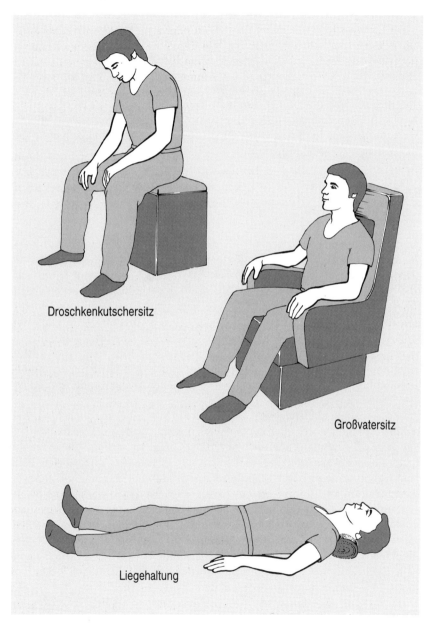

Droschkenkutschersitz

Großvatersitz

Liegehaltung

Abbildung 5-1: Darstellung der von J. H. Sᴄʜᴜʟᴛᴢ empfohlenen Körperhaltungen

Im Liegen wird ein kleines Kopfkissen oder eine Nackenrolle verwendet. Die Arme liegen neben dem Körper, die Hände u.U. auf dem Bauch oder auf den Oberschenkeln. Auf einer harten Unterlage empfiehlt sich eine Abstützung der Kniegelenke durch eine zusammengerollte Decke. Die Füße fallen locker nach außen. Eine leichte Decke dient nicht nur der Vervollkommnung des Ruhegenusses, sondern auch der Erleichterung beim Einüben der Wärmeempfindung.

Abgesehen von den drei angegebenen Körperhaltungen, die alle eingeübt werden sollten, besteht das Ziel hinsichtlich der Körperhaltung im AT darin, an keine bestimmte Haltung für die Durchführung der Entspannungsübungen gebunden zu sein. Der Entspannungsvorgang soll derart gründlich eingeübt werden, daß er ohne Rücksicht auf die äußeren Bedingungen immer gelingt.

5.1.5
Zurücknehmen

Vor Beginn der Übungen erläutern wir eingehend die Notwendigkeit einer korrekten Zurücknahme. Hierzu fordern wir die Kursteilnehmer auf, die Arme mehrfach kräftig zu recken und zu strecken, tief durchzuatmen und dann erst die Augen zu öffnen.

Die Notwendigkeit einer intensiven Zurücknahme ergibt sich aus der Zielsetzung des AT. Diese besteht darin, die Fähigkeit zur Polarität im Leben eines Menschen wiederherzustellen, d.h. einen sinnvollen Wechsel von Anspannung und Entspannung zu ermöglichen. Ein permanenter Entspannungszustand wäre dem einzelnen ebenso unzuträglich wie ein permanenter Anspannungszustand.

Fallbeispiel

Eine 35jährige Mutter von fünf Kindern, die noch dazu in einer schwierigen Ehesituation lebte, erlernte den Entspannungsvorgang sehr rasch. In der dritten Kursstunde berichtete sie jedoch davon, daß sie bis zu zwanzigmal am Tag übe.

Dieser überforderten Frau diente das AT zur Flucht aus der zur Zeit wenig befriedigenden Wirklichkeit. Durch die „fast automatische Herstellung" des Entspannungszustandes holte sich der Organismus, was die bewußte Persönlichkeit ihm nicht geben wollte oder konnte, nämlich Muße und Raum für sich selbst.

Ein weiterer Grund für ein exaktes Zurücknehmen, auf das man deshalb besonders beim Anfänger als Kursleiter drängen sollte, besteht darin, daß die Tiefe der Entspannung, die mitunter schon nach wenigen Kursstunden erreicht wird, häufig unterschätzt wird. Besonders bei Kursen, die abends stattfinden, kommt es leicht zu Vigilanzminderungen mit gelegentlichen Schlafphasen. Geschieht das Zurücknehmen nicht gründlich genug, klagen die KT im Anschluß an die Übung über Müdigkeit oder ein noch bestehendes Schweregefühl in den Gliedmaßen.

Ausgedehntes Recken und u.U. auch das Abwaschen des Gesichts und der Hände/Unterarme mit kaltem Wasser können hier nützen. Und schließlich hat sich vor dem Zurücknehmen auch noch der in die Schlußphase der Entspannung eingeflochtene Satz bewährt: „Ich werde jetzt gleich zurücknehmen, nach dem Zurücknehmen bin ich wieder ganz frisch."

Von der Regel, die Übungen stets mit dem Zurücknehmen zu beenden, ist lediglich das Entspannen vor dem gewollten Einschlafen ausgenommen. Hier ist der natürliche Weckvorgang ausreichend, um eine angemessene Umschaltung in den ergotropen Leistungszustand herzustellen.

5.1.6
Übungsdauer und -frequenz

Die Übungsdauer beträgt bei der ersten Übung etwa zwei Minuten. Es handelt sich hierbei jedoch um einen Vorschlag von seiten des Kursleiters, keinesfalls um einen starren Befehl. Fühlt sich der Übende wohl, so kann die Übung auch vom Anfänger unbedenklich, z.B. bis auf zehn Minuten, ausgedehnt werden. Der Rat zur eher kürzeren Übungsdauer für den Anfänger ergibt sich aus der Erfahrung, daß sich besonders am Anfang des Lernens bei zu langer Übungsdauer Fehler leicht einschleichen und einschleifen.

Die Übungshäufigkeit liegt idealerweise bei dreimal am Tag. Da die meisten Übungsteilnehmer jedoch anfänglich erhebliche Schwierigkeiten haben, diese Übungszeiten in ihren Tagesablauf zu integrieren, legen wir auf die helfende Erörterung dieses Problems im Erfahrungsaustausch großen Wert. Darüber hinaus ist dies auch für uns ein Grund, während der Übungsabende im Kurs mindestens zweimal Gelegenheit zum Üben zu geben.

5.1.7
Ruhetönung (Ruhe als Ziel, nicht als Voraussetzung)

In unseren Kursen haben wir immer wieder beobachtet, daß viele Kursteilnehmer mit der Aufforderung, sich am Beginn der Übung auf den Satz: „Ich bin ganz ruhig" einzustellen, überfordert sind. Sie kommen meist abgehetzt zum Kursabend, sind noch voller Gedanken vom Tag. Bei ihnen hat dieser Satz oft die gegenteilige Wirkung.

Sie klagen über vermehrte Unruhe, fangen zum Teil auch an, unruhig auf ihrem Stuhl hin und her zu rutschen. Sie fühlen sich durch den Vorsatz „Ich bin ganz ruhig" unter Druck gesetzt und versuchen, etwas zu erzwingen, was erst erlernt werden soll. Dieser Erfahrung folgend könnte man auf die Ruhetönung am Anfang einer Übung verzichten und sie z.b. nach der ersten oder zweiten Übung einflechten.

Bei entsprechender Einführung durch den Kursleiter gelingt es jedoch auch oft, den Teilnehmern verständlich zu machen, daß es sich bei der Vorstellung „Ich bin ganz ruhig" nicht um ein vermehrtes „Sich in den Griff Bekommen" oder gar einen Zwang zur Ruhe handelt, sondern daß mit dieser Vorstellung eine veränderte Einstellung im Sinn von „Ich werde ganz still" oder „Ich halte Einkehr in mich selbst" gemeint ist. Als Alternative bietet sich an: „Ruhe kommt ganz von selbst". In diesem Sinn kann die Ruhetönung dann den weiteren Ablauf des Trainings vorbereiten.

5.1.8
Schwere — Einführung in die Übung

„Der rechte (linke) Arm ist ganz schwer."
Da den meisten Menschen ihr Bewegungsapparat, d.h. vorwiegend Arme und Beine, bewußtseinsmäßig als „Werkzeuge" besonders nahestehen, beginnen wir im AT mit der Entspannung der Muskulatur. Nach den Erfahrungen, die J. H. Schultz mit der Hypnose gesammelt hatte, stellt sich die Entspannung der Muskulatur bei der überwiegenden Zahl der Probanden in einem Schwereerlebnis dar. Dies gilt gleichermaßen für das AT.

In seinem Standardwerk schlägt Schultz den Satz vor: „Der rechte (linke) Arm ist ganz schwer". Im Rahmen der Generalisierung kommt es dann allmählich zur Ausbreitung der Empfindungen auch auf den anderen Arm bzw. auf die Beine. Dieser Prozeß der Generalisierung kann abgewartet werden, indem lediglich der obengenannte Satz mehrmals langsam wiederholt wird. Allerdings können auch der linke Arm, das rechte Bein und das linke Bein anschließend in die Vorstellung einbezogen werden. Beide Vorgehensweisen sind möglich und sollten der individuellen Ausgestaltung der Kursteilnehmer überlassen bleiben.

Rechtshänder beginnen in der Vorstellung der Schwere mit dem rechten, Linkshänder mit dem linken Arm aus dem gleichen oben bereits genannten Grund der Bewußtseinsnähe des betreffenden „Werkzeugarmes". Das Schwereerlebnis tritt zwar überwiegend im zuerst angesprochenen Arm auf, nicht jedoch ausschließlich. „Meldet" es sich bei Rechtshändigkeit zunächst im linken Arm, handelt es sich möglicherweise um eine latente Linkshändigkeit, die in der Kindheit durch Umerziehung zur Rechtshändigkeit wurde. Manche Übungsteilnehmer erinnern dies nicht einmal mehr, sondern bekommen es erst auf Nachfrage von ihren Eltern bestätigt, wenn der KL sie um diese Aufklärung bittet.

Wird der Arm tatsächlich schwerer, oder handelt es sich nur um eine „Einbildung"? Aufgrund der Entspannung der Muskulatur kommt es zu einer geringfügigen Gefügelockerung in den Gelenken. Damit ergeben sich leichte Schwerkraftveränderungen in den Extremitäten. Diese Verschiebungen der Schwerkraft vermitteln das Schwereerlebnis (GARCIA). Darüber hinaus können wir von einer mäßigen Blutvolumenzunahme in den Gliedmaßen aufgrund der Entspannung der Muskulatur ausgehen, so daß sich tatsächlich eine leichte Gewichtszunahme ergibt. Dies ist jedoch sicherlich nicht als entscheidend für den Erfolg der Übung anzusehen. Viel wichtiger ist es, daß sich der Übende des Eigengewichtes seines Armes bewußt wird und sich diesem Erleben vollständig zuwendet.

5.1.9
Modifikationen und Hilfen

Aus didaktischen Gründen haben wir hier zunächst die Schwereübung dargestellt. Aus der praktischen Arbeit hat sich jedoch eine Variante entwickelt, die sich mittlerweile sehr bewährt hat. Da die meisten Kurse abends stattfinden, sind die KT im allgemeinen vom Tag erschöpft. Ihre Fähigkeit, theoretische Überlegungen aufzunehmen ist deshalb begrenzt.

Nach der Vorstellungsrunde beginnen wir deshalb oft zunächst mit einer *Wahrnehmungsübung:*

„Bitte setzen Sie sich alle so bequem hin, wie es Ihnen möglich ist. Wenn Sie mögen, schließen Sie die Augen. Achten Sie jetzt einmal auf die Geräusche, die Sie von außen wahrnehmen. Danach wenden Sie sich ihrem Körper und ihrem Erleben zu. Ich überlasse Sie jetzt für eine kurze Zeit diesem Erleben und melde mich dann wieder mit der Aufforderung zum Zurücknehmen."

Diese Vorgehensweise ermöglicht den KT eine spontane Begegnung mit sich selbst, die reichlich Stoff für das anschließende Gespräch bietet. Außerdem lockert sie die immer etwas schwierige Anfangssituation augenblicklich auf. Darüberhinaus bietet dieser Einstieg das erste Mal die Möglichkeit, darauf hinzuweisen, daß das AT ein *Wahrnehmungstraining* ist, das die Möglichkeit bietet, sich in den ganz eigenen Reaktionen selbst zu erfahren. Bereits

hier gilt: „Alles, was Sie empfinden, ist erst einmal richtig, weil es Ihre ur-
eigenste Reaktion ist." Damit erfahren die KT ihre erste Selbst-Bestätigung.
Danach erfolgt die Einführung in die Schwereübung und danach in einer
zweiten Übung die Begegnung mit den Reaktionen des eigenen Körpers auf
die Vorstellung: „Mein rechter Arm ist ganz schwer."

Eine der Reaktionen auf diese Formel besteht z.B. in dem Empfinden der
„Rechts oder Linkslastigkeit". Dies ist oft so ausgeprägt, daß der Betreffende das Gefühl hat, zu der entsprechenden Seite hinüberzusinken. Hier hilft
das gleichzeitige Ansprechen der Arme mit der Formel: „Beide Arme
schwer". Sollte es zu einem unangenehmen Schweregefühl kommen, so variieren wir den Vorsatz, indem wir sagen: „Rechter Arm ein wenig schwer"
oder „rechter Arm angenehm schwer".

Für grundsätzlich falsch halten wir den Vorsatz: „Arm wird bleischwer".
Zum einen ist das zukunftsweisende Wort „wird" weniger suggestiv wirksam
als die Vorstellung vom Ist-Zustand, zum anderen können sich aus der Vorstellung „bleischwer" unangenehme Überreaktionen ergeben. Auch kann es
angesichts dieses ausdrucksstarken Wortes zu übersteigerten Erwartungen
hinsichtlich der Quantität des Schwereerlebnisses kommen.

Überhaupt sind alle Extremaussagen dem AT ebenso fremd wie alles Dog-
matische. Wer den Übenden zu etwas zwingen will, was ihm nicht gemäß ist,
muß scheitern. Es gibt zwar das Autogene Training nach J. H. SCHULTZ. Es
gibt jedoch keinen genormten, sondern nur einen auf den einzelnen Menschen zugeschnittenen Zugangsweg zu dieser Entspannungsmethode. Der
KL muß akzeptieren lernen, daß auch sein spezifischer Zugangsweg zum AT
nur eine von mehreren Möglichkeiten darstellt. Um Mißverständnissen jedoch vorzubeugen: Damit wird keineswegs einem chaotischen „Alles ist erlaubt, wenn es nur gefällt" das Wort geredet, wohl aber ist damit eine am
Grundmodell von J. H. SCHULTZ orientierte Großzügigkeit gemeint.

Bei der Vorstellung von Schwere hat der Übende viele Möglichkeiten, auf
bekannte Assoziationen zurückzugreifen. So kennt fast jeder das Gefühl der
Schwere nach einer ausgiebigen körperlichen Arbeit, zum Beispiel nach einer langen Wanderung. Ebenso ist das Gefühl der wohligen Mattigkeit manchem Saunabesucher bekannt. Die angenehme Bettschwere am Morgen
kann vorgestellt werden. Wer einen schlafenden Menschen beobachtet, wird
an diesem nicht nur die gelösten Gesichtszüge als Zeichen der Entspannung
der Gesichtsmuskulatur, sondern auch die Weichheit der übrigen Körper-
muskulatur feststellen können. Ein schlafendes Kind zum Beispiel fühlt sich
beim Hochheben schwer an. Gleiches gilt für den Transport eines Bewußtlo-
sen.

Für die Realisierung des Schwereerlebnisses ist der Versuch hilfreich,
ganz langsam Millimeter für Millimeter, in der Badewanne liegend, die Arme

oder Beine aus dem Wasser zu heben. In dem Augenblick, in dem sie die Oberfläche verlassen, verlieren sie den durch das Wasser bedingten Auftrieb und man spürt plötzlich ihre Eigenschwere (KRAPF, 1980). Oder wir lassen die Arme für ein bis zwei Minuten seitlich hängen bzw. halten sie gestreckt in der Waagerechten vor.

Grundsätzlich gilt, daß jene bildhaften Vorstellungen, die der Übende für sich selbst zur Veranschaulichung des Übungsinhaltes entwickelt, hilfreicher sind als alle Vorschläge des Kursleiters. Unseres Erachtens ist es nicht sinnvoll, an das Gefühl des „eingeschlafenen Armes" anzuknüpfen, weil dies meist als unangenehme Erfahrung erinnert wird.

Vor der ersten Übung darf der Hinweis nicht fehlen: „Beengende Kleidungsstücke sind zu lösen." Ein durch einen straff angezogenen Gürtel eingeklemmter Bauch, eine zu enge Jacke oder Hose werden Entspannung kaum zulassen.

Die Teilnehmer werden jetzt aufgefordert, die Augen zu schließen und mit der ersten Übung zu beginnen. Geübt wird stillschweigend! Das Vorsprechen der vorstellungsbildenden Formeln durch den Übungsleiter (ÜL) ist eine leider verbreitete Unsitte. SCHULTZ hat sich hier ganz eindeutig geäußert: „Nur die systematische, selbständige, in Stillschweigen durchgeführte Übung erreicht autohypnotische Umschaltung und darf als AT gelten."

Das Argument, den Kursteilnehmern durch das Vorsprechen der Übungen den Einstieg in das Autogene Training erleichtern zu wollen, ist nicht stichhaltig. Das Gegenteil ist meist der Fall. Spricht der Übungsleiter vor, so kann er bei kritischen Teilnehmern Widerstände erzeugen (s. 8.5.4). Bei anderen wird die Gefahr einer Abhängigkeit von der Stimme des Kursleiters gegeben sein. Dies hat dann zur Folge, daß dem Übenden das Autogene Training zu Hause wesentlich schwerer fällt als in der Übungsstunde: „Mir fehlte Ihre Stimme." Weiterhin nimmt der KL den KT mit dem Vorsprechen die Möglichkeit, eine wirklich *autogene, d.h.* dem eigenen Selbst zugehörige Reaktion zu erspüren. Er nimmt ihm damit auch die Befriedigung, selbst etwas *bewirken* (zur Wichtigkeit von „Urheberschaft" s. Kap. 8.5.1 u. 2) zu können. Darüber hinaus nivelliert er mit seinem Vorsprechen den einem jeden Menschen eigenen Rhythmus. Außerdem betreibt ein Kursleiter, der Autogenes Training anbietet und in den Übungsstunden vorspricht, Etikettenschwindel. Handelt es sich doch hierbei um eine Heterosuggestion im Sinne einer Gruppenhypnose. GÜNTHER KRAPF (1985) hat zu diesem Problem u.E. sehr treffend mit den folgenden Sätzen Stellung bezogen:

„Begleitendes Vorsprechen in der Gruppe ist identisch mit einer Massenhypnose. Es handelt sich dabei — im wahrsten Sinne des Wortes — um eine Bevormundung jedes einzelnen Teilnehmers ... Gelegentlich gewinnt man den Eindruck, daß das die Übungen begleitende Vorsprechen mehr den narzißtischen Bedürfnissen des Therapeuten dient als dem Wohl der einzelnen Gruppenmitglieder."

Unserer Erfahrung nach hat es sich bewährt, wenn der Kursleiter mitübt. Dies wird den KT vor dem Üben angekündigt. Das Mitüben des KL fördert das Lernen durch Identifikation und Imitation (s. 8.3). Außerdem bedeutet es dem Anfänger eine Entlastung, wenn er weiß, daß er bei den ersten Übungsversuchen nicht „kritisch angestarrt" wird, wie es ein Kursteilnehmer einmal ausdrückte. Um eventuelle schwerwiegende Haltungsfehler wahrzunehmen, kann der ÜL mit dem eigenen Üben ein wenig später als die KT beginnen, oder er verschafft sich einen orientierenden Überblick, nachdem er als erster zurückgenommen hat.

Wenige Übungsleiter verlassen sogar den Raum, um die Kursteilnehmer ganz sich selbst zu überlassen. Unseres Erachtens kann dies in der Einzelanwendung des AT sinnvoll sein, wenn der Therapeut spürt, daß seine Anwesenheit den Klienten beim Üben eher irritiert als unterstützt. Andere Übende nehmen dies jedoch am Anfang als ein „Im Stich Lassen" wahr. Hier muß der Übungsleiter also von Fall zu Fall entscheiden.

Neben diese sich mehr auf die KT beziehenden Aspekte tritt im Hinblick auf das Wohlbefinden des KL der nicht zu vernachlässigende Gewinn durch die eigene Übung. Er kann sich erholen, und in der kreativen Pause des eigenen Übens wird ihm manches einfallen, was er zuvor noch nicht angesprochen hatte.

Nach der Übung folgt die Frage: „Was haben Sie erlebt?"

5.1.10
Erfahrungsbericht, Störungen und Abhilfen

Es ist von großer Wichtigkeit, daß jeder Teilnehmer mit seinen Erfahrungen zu Wort kommt. Hier fragen wir bei allzu ausgeprägter Zurückhaltung auch nach. Gerade in den ersten Wochen muß der ÜL darauf achten, daß Fehler sofort erkannt und behoben werden. Die unausweichlichen Enttäuschungen (wegen unrealistischer Erwartungshaltung) müssen zur Sprache kommen können, damit nicht vom Kursleiter unbemerkt aus einer Enttäuschung eine Entmutigung wird.

Das Arbeiten in der Gruppe unterstützt hier jeden einzelnen Teilnehmer. Gruppenmitglieder motivieren den einzelnen mit ihren Erfolgen mehr als es der Kursleiter mit Versprechungen könnte. Oder es wird ähnliches berichtet, wodurch sich der mit wenig Erfolg Übende ermutigt fühlt.

Für den Erfolg unserer Bemühungen ist es sehr entscheidend, daß wir bei dem nun folgenden Erfahrungsaustausch taktvoll mit dem Berichteten umgehen, genau hinhören und uns die Mühe machen, zu verstehen, was der einzelne ausdrücken will. Wir geben uns deshalb auch nicht mit globalen Äußerungen zufrieden wie: „Ich habe nichts gespürt ... Ich habe mich unwohl gefühlt ... Es war ganz toll ..."

Hier erfolgt immer die Nachfrage nach den genauen Erlebnissen. Oft stellt sich dann heraus, daß bei Übungsteilnehmern, die angeblich „nichts" gespürt haben, vielfältige Erlebnisse abgelaufen sind. So haben wir es nicht nur einmal erlebt, daß bei solchen Teilnehmern bei längerem Nachfragen schließlich intensive Entspannungsphänomene geschildert wurden, die jedoch zum Teil in anderen Körperteilen aufgetreten waren und deshalb als „nicht wichtig" angesehen wurden, zum Beispiel die bereits in der ersten Stunde mitunter deutlich vermehrt auftretenden Darmgeräusche (im Rahmen der vegetativen Umschaltung im Bauchraum).

Bei Mißerfolgen ist es wichtig, daß der ÜL stützt, nicht jedoch vertröstet oder gar hinhält. Gerade hier ist die Motivationsarbeit außerordentlich wichtig. Bis die einzelnen Übungsteilnehmer das sogenannte *Evidenzerlebnis* gehabt haben, ist eine Durststrecke zu überwinden. Erst wenn sie die Ergebnisse des Autogenen Trainings an sich selbst als positiv erleben konnten, wird der Bann gebrochen sein. Deshalb üben wir in unseren Kursstunden auch mindestens zweimal, da hierdurch die Zahl derjenigen, die in den ersten Kursstunden keinen Erfolg haben, beträchtlich abnimmt.

Statt eines Schweregefühls erleben manche Teilnehmer beim ersten Üben ein Kribbeln oder gar ein Wärmegefühl. Dies wird gelegentlich als Störung erlebt. Selbstverständlich erfolgt hier die Erklärung durch den Kursleiter, daß es sich um eine völlig normale Reaktion des Gefäßsystems handelt. Der Körper des Übenden hat unwillkürlich die zweite Übung des Autogenen Trainings „vorgezogen". Wir empfehlen deshalb, diese Empfindung anzunehmen und mit der Formel: „Arm angenehm warm" weiterzuüben. Dies entspricht dem Grundsatz des AT: „Alles Positive, was sich anbietet, wird angenommen". Dann kann die Schwere im Anschluß an die Wärme erneut aufgenommen werden. Ohnehin wird es im AT ein Wärmegefühl ohne Entspannung der Muskulatur nicht geben (musculo-cutaner Reflex).

Niemals sollte der Kursleiter darauf bestehen, daß zunächst eine Übung „gekonnt" wird, bevor der KT zur nächsten übergeht. Aus einem solchen Verhalten kann eine völlige Blockierung des Übenden entstehen. Sinnvoll ist statt dessen der Hinweis, daß sich im Zuge der Generalisierung eine zunächst ausgelassene Übung später von allein einstellen kann. Entlassen wir uns aus der uns immer wieder blockierenden Erwartungshaltung, so geben wir dem Körper am ehesten die Möglichkeit, die gewünschten Entspannungserscheinungen herzustellen.

„Richtig" ist es auch, wie oben bereits angemerkt, wenn statt des rechten

Armes der linke Arm als schwer empfunden wird oder gar, wie bei einem Marathonläufer zu beobachten war, zunächst die Beine reagieren. Aufgrund der Fähigkeit zur Generalisierung wird sich das Schweregefühl später sowohl auf Arme als auch auf Beine ausbreiten.

Üblicherweise nimmt der Übende die Schwere (wie auch die Wärme) in den Beinen jedoch später wahr als in den Armen, weil die Beine unserem bewußten Erleben ferner stehen.

Bei etwa zehn Prozent der Übungsteilnehmer wird statt des Schwereerlebnisses ein Gefühl von Leichtigkeit berichtet. Auch dies kann — je nach subjektivem Erleben — der Ausdruck von Entspannung sein. Einen solchen Teilnehmer zur Schwereempfindung überreden zu wollen, würde an dessen individueller Veranlagung vorbeigehen und wäre im Hinblick auf die Zielsetzung des AT („geschehen lassen ..., annehmen, was sich anbietet") ein grober Fehler.

Jede Empfindung wird angenommen, solange sie nicht eine unangenehme Qualität hat. Wird die Frage: „Hat es gestört?" mit „Nein" beantwortet, so ist die betreffende Empfindung für diesen Übenden richtig.

Als häufigste von außen kommende Störung werden Geräusche genannt. Hier hilft oft schon der Hinweis auf das Nachlassen mit fortlaufendem Üben. Der Kursleiter kann sich auf diese immer wiederkehrende Erfahrung vollständig verlassen. So wird zum Beispiel der Straßenverkehrslärm einer Hauptverkehrsstraße ab der dritten Kursstunde kaum noch wahrgenommen. Ab der vierten Kursstunde werden sogar Husten oder das Anschlagen der Türglocke als zwar vorhanden, aber nicht mehr störend empfunden. Die von SCHULTZ empfohlene Distanzierungsformel „Geräusche völlig gleichgültig" kann bei diesem Problem mitunter helfen. Ebenso gelingt es oft, Geräusche zu neutralisieren, indem man sie akzeptierend in die Entspannung hineinnimmt („Geräusche unvermeidbar") oder eine Verknüpfung mit dem beabsichtigten Entspannungserlebnis herstellt: „Ich höre draußen die Autos vorbeifahren und sinke dabei immer tiefer und tiefer in einen angenehmen Entspannungszustand".

Wesentlich hartnäckiger sind Störungen durch eigene Gedanken. Hier dauert es oft eine ganze Zeit, bis die Übungsteilnehmer gelernt haben, diese vorüberziehen zu lassen „wie Wolken am Himmel" oder sie so zu distanzieren, wie es eine Kursteilnehmerin einmal beschrieben hat: „Ich stelle mir vor, daß ich alle meine Gedanken und Probleme auf ein Förderband lege und dann zuschaue, wie diese wegfahren". Auch die Vorstellung, die Gedanken oder Probleme auf eine Leinwand zu projizieren, kann helfen; ebenso wie das energische „Vorhang zu". Mancher KT hat auch die Anregung nützlich gefunden, sich die einzelnen Körperteile nacheinander und wiederholt vor-

zustellen. Also z. B.: „Rechte Schulter, rechter Oberarm, rechter Unterarm,
rechte Hand usw."

Der Kursleiter sollte darauf hinweisen, daß Konzentrationsstörungen zu
diesem Zeitpunkt etwas Übliches sind und ihre Bewältigung ein Kursziel,
nicht jedoch die Voraussetzung für die Erlernung des AT darstellt. Dieser
Hinweis ist notwendig, weil manche Teilnehmer anfänglich sogar Schuldge-
fühle entwickeln, wenn sie sich noch nicht „richtig" konzentrieren können.
Mit zunehmender Übungsdauer wächst die Fähigkeit, die eigene Aufmerksamkeit zu bündeln. Dann wird der Übende auch das Ziel erreichen, sich loszulassen und ohne jede Anstrengung mit freischwebender Aufmerksamkeit
das Geschehen des eigenen Körpers wahrnehmen zu können.

Für den Anfänger bedeutet es mitunter eine Hilfe, wenn er sich die Übungen noch einmal laut vorspricht. Die eigene Stimme fängt die Aufmerksamkeit ein. Der Hinweis, die Worte „Arm schwer (warm usw.)" an die Atmung
zu koppeln, erweist sich zu diesem Zeitpunkt oft als Unterstützung, zumal
einzelne Teilnehmer schon von selbst bemerkt haben, daß das Schweregе-
fühl (später auch das Wärmegefühl) sich beim Ausatmen verstärken. Technisch geschieht dies so, daß das Wort „Arm" oder „Bein" beim Einatmen,
das Wort „schwer" (oder „warm") beim Ausatmen gedacht wird. Die Be-
fürchtung, dies könne sich bei der Erarbeitung des Atemerlebnisses als hin-
derlich erweisen, hat sich als unbegründet herausgestellt (modifiziert n.
HOFFMANN, 1979).

Besteht eine erhöhte Anfangsspannung, die sich vielleicht beim Au-
genschließen sogar noch verstärkt, so können die ersten Übungen des Autogenen Trainings auch mit offenen Augen durchgeführt werden. Damit min-
dert sich der Erwartungsdruck und der Übende hat Zeit, Abstand zu sich zu
gewinnen. Er wird dann von ganz allein irgendwann das Bedürfnis haben,
die Augen zu schließen.

Einige Male tief durchzuatmen fördert ebenfalls den Einstieg in die Entspannung.

Diese Hinweise sind aus der Erfahrung entstanden, daß einige Teilnehmer
sich völlig abgehetzt in die Übungen „hineinstürzen" und dann natürlich nur
Mißerfolge ernten. Wer von vornherein gelassen und einigermaßen ruhig an
die Übungen herangeht, wird auf sie verzichten können. Im Sinne eines
„Notfallrepertoires" sollte aber auch dieser Teilnehmer damit umgehen gelernt haben, damit er gegebenenfalls darauf zurückgreifen kann (s. auch Abschn. 6.3).

Natürlich kann es nicht die Absicht dieser Hilfen sein, Gedanken und Gefühle, die bewußt werden wollen, zu unterdrücken. Dies würde wieder dem
Grundgedanken des AT widersprechen. Vielmehr geht es um ein Nachein-

ander im Sinne von „Alles hat seine Berechtigung, aber jetzt ist erst einmal Entspannung wichtig".

Der Besorgnis, etwas von dem, was aus einem aufsteigen will, wieder zu vergessen, kann der Übende begegnen, indem er sich Zettel und Bleistift bereitlegt. Aufkommende Gedanken können dann notiert werden, anschließend wird weitergeübt.

Schwitzen, Husten, vermehrter Speichelfluß und Tränenlaufen (ohne traurig zu sein) sind Zeichen vegetativer Reaktionen. Der Körper „weiß" noch nicht, wie er auf den durch die Vorstellungen im vegetativen Nervensystem gesetzten Reiz reagieren soll. Erst allmählich „lernt" das vegetative Nervensystem die „korrekte" Antwort auf die vorgegebenen Vorstellungen. Einen Überblick über mögliche Störungen und ihre Häufigkeit vermittelt die Tabelle 5-2.

SCHULTZ spricht in diesem Zusammenhang von „Phänomenen der Initialunruhe", LUTHE von „autogenic discharges" (autogene Entladungen) oder „paradoxic reactions", wenn das Gegenteil der beabsichtigten oder erwarteten Wirkung eintritt (z.B. Beschleunigung des Herzschlages statt Verlangsamung).

Diese Störungen können verschiedene Ursachen haben. Ein zur Übungsstunde „genervt" erscheinender Kursteilnehmer wird mit einer wesentlich höheren Anfangsspannung an die Übungen herangehen als jemand, der in aller Ruhe zum Termin kommt. Die erhöhte Anfangsspannung beim ersten

Tabelle 5-2: Verteilungshäufigkeit von anfänglichen Störungen beim Erlernen des AT
(nach K. BINDER, 1987). N = 330, bis zu fünf Antworten möglich.

	n	in Prozent
Keine Antwort	113	34
Speichelfluß	51	15
Schweißausbruch	15	5
Blutandrang zum Kopf	18	6
Lidflattern	50	15
Zucken in Armen und Beinen	35	11
Schmerzen	12	4
Herzklopfen oder -jagen	50	15
Unregelmäßigkeiten in der Atmung	68	21
Angstgefühle	42	13

wird sich erst einmal abbauen müssen. Dies geschieht zum Beispiel in Form von Muskelzuckungen in Armen und Beinen.

Eine erhöhte Erwartungshaltung wird eher zu paradoxen Reaktionen führen als ein neugierig-gelassenes Abwarten. Es handelt sich bei den vegetativen Umschaltungsvorgängen im AT um automatisch ablaufende Vorgänge, die gerade durch ein zu starkes Wollen außerordentlich leicht störbar sind. Weil „es einfach klappen muß", geschieht das genaue Gegenteil. Jeder, der abends schlaflos im Bett gelegen hat und sich zum Einschlafen zwingen wollte, wird dieses Phänomen bestätigen können.

Hier hilft nur Geduld dem eigenen Reagieren gegenüber. Vielleicht muß der Kursteilnehmer noch einmal zurücknehmen, sich recken und strecken oder eine andere Körperhaltung einnehmen. Eventuell sollte er sogar die Übung für ein paar Minuten unterbrechen und eine andere Aktivität zwischenschalten, bevor er sich wieder dem AT zuwendet.

Verspannungen, die im Körper bei Beginn der Übungen latent vorhanden sind, werden durch die Hinwendung auf das körperliche Erleben oftmals erst durch das Autogene Training bewußt. Dies gilt besonders für Verspannungen der Rücken- und Nackenmuskulatur. Mitunter werden diese Schmerzen dann fälschlicherweise als Folgen des Übens gedeutet. Hier muß eine entsprechende Aufklärung durch den Übungsleiter erfolgen. Als praktische Abhilfe hat sich eine kurze Gymnastik des Schulter-Nacken-Gürtels bewährt. Dies gilt besonders dann, wenn der Patient häufiger unter diesbezüglichen Beschwerden leidet.

Als weitere Ursache für Initialunruhephänomene nennt SCHULTZ den *Widerstand* (s. auch Abschn. 8.5.4). Hier kann sich z.B. eine stille (meist auch unbewußte) Oppositionshaltung dem Kursleiter gegenüber ausdrücken (s. Übertragung). Ein sich in einer solchen Haltung befindlicher Kursteilnehmer berichtete z.B. ständig über Mißerfolge und Störungen. Nur das geduldige und freundliche Eingehen des Kursleiters half diesem Mann über seine Schwierigkeiten hinweg. Kritik oder gar ärgerliches oder abwertendes Verhalten von seiten des Übungsleiters hätten das genaue Gegenteil bewirkt.

Innerpsychisch gelegene Widerstände auf seiten des Übenden betreffen z.B. die Angst vor dem Sich-Loslassen. Der Betreffende hat Schwierigkeiten, in der Entspannung die Kontrolle über sich aufzugeben, sich ganz den eigenen Gefühlen und Empfindungen auszusetzen. Angst- und Unruhezustände oder das mit Angst verbundene Gefühl des Fallens drücken diese Haltung aus. Abhilfe schafft fast immer die einfache Maßnahme des anfänglichen Übens mit offenen Augen, bis eine genügende Sicherheit den neuartigen Erfahrungen des AT gegenüber gewonnen worden ist. Oder man schließt die Hände zur Faust und bekommt sich damit wieder „in den Griff". Widerstandsbearbeitung geschieht also durch praktische Hilfestellungen und nicht durch verbale Deutung.

Der Versuchung, die von ihm entdeckten psychodynamischen Hintergründe z.b. eines Schwindelgefühls beim AT verbal zu deuten, sollte der KL in jedem Fall widerstehen. Auch für die Vermittlung des AT gilt wie für jede andere Psychotherapiemethode, daß innerhalb eines Settings nur das angesprochen werden darf, was in diesem Setting auch ausreichend bearbeitet werden kann. Und die Erarbeitung eines tiefergehenden Verständnisses für die einem Schwindelgefühl zu Grunde liegenden psychodynamischen Verhältnisse sprengt den Rahmen eines Kursabends.

Erstaunlicherweise bilden sich bei kontinuierlichem Weiterüben fast alle störenden Reaktionen zurück. Sie können jedoch in einzelnen Fällen außerordentlich hartnäckig sein. So hörten die ausgeprägten Schweißausbrüche bei einer 30jährigen Lehrerin erst nach der vierten Kursstunde auf. Und ein 35jähriger Mann hatte fast ein halbes Jahr lang unter einer massiven Speichelsekretion während der Übungen zu leiden. Sie verminderte sich auch nicht — wie sonst üblich — beim Wechsel aus der sitzenden in die liegende Haltung.

Als Ursache von Störungen sei noch das *Organgedächtnis* genannt. Hierbei handelt es sich um im Körper niedergelegte Erinnerungsspuren länger zurückliegender erlittener Schmerzen oder körperlicher Erkrankungen.

Ein 45jähriger Mann berichtete von intensiven Oberbauchschmerzen bei der Leibwärme-Übung. Er erinnerte sich auf Nachfrage, vor 18 Jahren (!) ein Magengeschwür gehabt zu haben. Eine 30jährige Krankenschwester verspürte bei der Wärmeübung einen brennenden Schmerz im rechten Ellenbogen. Sie hatte dort vor fünf Jahren eine lange vergessene Reizung („Tennisellbogen") erlitten.

Sollten Schmerzen, die während des Übens auftreten, insbesondere, wenn sie im Brust- oder Bauchraum lokalisiert sind, über längere Zeit anhalten, so sind sie unbedingt ernst zu nehmen und sollten in jedem Fall Anlaß für entsprechende ärztliche Untersuchungen sein.

Als Beweis, daß es sich bei einem Schmerzzustand, der während der Entspannungsübungen aufgetreten ist, um den Ausdruck des Organgedächtnisses handelt, sehen wir an, daß ein solcher Schmerz bei Wiederholung der Übung innerhalb kürzester Zeit — häufig noch in der Kursstunde, in der er aufgetreten ist — sich rasch bessert oder vollständig vergeht.

Drei Fallbeispiele aus unserer Praxis mögen die Gewichtigkeit dieses Themas unterstreichen:

Ein 66jähriger Mann, der zur Zigarettenentwöhnung Autogenes Training erlernen wollte, verspürte auch nach wochenlangem Üben kein Wärmegefühl in den Beinen. Die daraufhin vom Kursleiter veranlaßten einschlägigen Untersuchungen ergaben ausgedehnte arterielle Gefäßverschlüsse an beiden Beinen.

Ein 50jähriger Buchhalter klagte während des AT wiederholt über anhaltende Magenschmerzen. Die deswegen durchgeführte Röntgenuntersuchung zeigte ein Zwölffingerdarmgeschwür.

Ein 60jähriger Bankangestellter hatte seit einem Jahr mit Erfolg Autogenes Training durchgeführt. Er kam nun in die Praxis und gab an, seit einigen Wochen während der Übungen Magenschmerzen zu bekommen. Bei den entsprechenden Untersuchungen stellte sich ein Magenkarzinom heraus.

In dem Bemühen, harmlose Erinnerungsspuren unseres Körpers von ernsthaften organischen Erkrankungen zu unterscheiden, sollte der Kursleiter sehr hellhörig und fachkompetent sein. Nur so kann Unheil verhindert werden. Die Problematik um diese Differenzierung ist übrigens einer der Gründe, warum wir dafür eintreten, daß möglichst nur Ärzte und klinisch erfahrene Psychologen Autogenes Training vermitteln sollten.

Sind *Blase und Mastdarm* nicht vor der Übung entleert, so können sie sich aufgrund der in der Entspannung zunächst überwiegenden Betonung des Parasympathikus in Form eines Entleerungsdranges bemerkbar machen. Hier wird am besten vor dem Üben Abhilfe geschaffen.

Grundsätzlich gilt die Regel, daß bei allen akut auftretenden, als beunruhigend erlebten Störungen und Mißempfindungen zurückgenommen werden sollte. Nur so kann der Übende ihre Fixierung vermeiden.

5.2
Die zweite Kursstunde — Wärme

5.2.1
Vorbemerkung zum Erfahrungsbericht

Wir beginnen jede Kursstunde mit einem Erfahrungsbericht der Gruppenteilnehmer. Je nach Gruppengröße nimmt dieser Gedankenaustausch etwa zwanzig bis dreißig Minuten in Anspruch. Dies ermöglicht den Gruppenmitgliedern nicht nur eine Mitteilung ihrer Erlebnisse und eine Klärung ihrer Fragen, sondern gibt ihnen auch genügend Zeit, über die körperliche Anwesenheit hinaus auch seelisch "anzukommen". Außerdem erhalten jene

Übungsteilnehmer, die eine Verspätung nicht vermeiden konnten, die Gelegenheit, sich ohne wesentliche Störung der Gruppe anzuschließen.

Der Kursleiter gewinnt in diesem Gespräch nicht nur einen Überblick über den Übungsstand und die Erlebnisse der Übenden beim häuslichen Entspannungstraining, sondern er kann anhand der geschilderten Schwierigkeiten auch noch einmal auf Inhalte der vergangenen Kursstunde zurückkommen, diese wiederholen und Unklarheiten beseitigen.

Aus Gründen der Anschaulichkeit haben wir diesem Abschnitt den Erfahrungsbericht auf die gleiche Art und Weise vorangestellt, wie wir ihn auch jeder Kursstunde vorausgehen lassen. Wegen der besseren Übersicht werden wir allerdings in den nächsten Abschnitten auf dieses Verfahren verzichten. Wir fassen dann die Mitteilungen der Gruppenteilnehmer in nur einem Bericht zusammen. Er erhält seinen Platz im Anschluß an die Darstellung der jeweiligen Übung.

5.2.2
Erfahrungsbericht

Zu Beginn der zweiten Kursstunde stehen zwei Klagen im Vordergrund: „Ich bin so leicht störbar und kann mich nicht recht konzentrieren", und „ich finde keine rechte Gelegenheit und Zeit zum Üben."

Zum ersten Problem haben wir ausführlich in Abschnitt *5.1.10* Stellung genommen. Hier sei lediglich noch hinzugefügt, daß man anhand der „störenden Gedanken" eine bestimmte Form des Loslassens üben kann, die wir in unseren Kursen mit *„hin- und herschwingen"* benennen. Darunter verstehen wir ein Sowohl-Als-Auch beim Umgang mit diesen intervenierenden Gedanken, etwa i.d.S.: „Alles gut und schön, das hat sicherlich auch seine Berechtigung, aber jetzt ist erst einmal AT dran". Ich kann mich also einen Moment dem „störenden" Gedanken zuwenden und danach wieder zu einer Formel oder einer Körperempfindung zurückkehren. Dies ist eine flexible Form der Konzentration, die weiter führt, als wenn man sich „mit Gewalt" zu konzentrieren versucht.

Im Folgenden soll es um die zweite Klage gehen: „Ich finde keine rechte Gelegenheit und Zeit zum Üben."

In den ersten Kursstunden sieht sich der ÜL bei der Frage „wie ist es Ihnen zu Hause mit dem Autogenen Training ergangen?" häufiger betretenen Gesichtern gegenüber. Die ÜT möchten zwar sehr gern lernen, wie sie sich mit Hilfe des AT entspannen können, befinden sich aber oft in der schwierigen Lage, in einen ohnehin vollgestopften Tag „nun auch noch die Entspannungsübungen" einzuflechten. Es fällt vielen Menschen schwer, sich an den

Gedanken zu gewöhnen, täglich einige Minuten „für sich ganz allein" beanspruchen zu dürfen.

Es ist deshalb nötig, daß der ÜL mit Verständnis für die jeweilige persönliche Situation gemeinsam mit dem Betreffenden überlegt, worin die einem regelmäßigen Üben entgegenstehenden Hindernisse im einzelnen bestehen. Wer den ganzen Tag innerhalb einer größeren Gruppe von Menschen arbeitet (z.B. Großraumbüro), braucht schon etwas Mut, trotz der beobachtenden Blicke der Kollegen, zum Beispiel während der Mittagspause, zu üben. Dieser Mut stellt sich oft erst ein, wenn der Übende durch den mittlerweile eingetretenen Erfolg derartig motiviert ist, daß ihm spöttische Bemerkungen nichts mehr ausmachen. Die Erfahrung zeigt übrigens, daß die Kollegen und Mitmenschen zunächst mit Neugier, dann eher mit Neid als mit Spott fast anerkennend reagieren. Es hat sich langsam herumgesprochen, daß Autogenes Training eine Bereicherung des täglichen Lebens bedeutet.

Der geschulte Kursleiter gewinnt aus der Schilderung der äußerlich so „einfach" anmutenden Schwierigkeiten tiefgehende Einblicke in die Problematik der Teilnehmer. Er wird diese Erkenntnisse behutsam und taktvoll in seine Beratung einfließen lassen. Zum Beispiel: „Könnte es nicht auch für Ihre Kinder einen Gewinn an Selbständigkeit bedeuten, wenn Sie ihnen zumuten, einmal am Tag zehn Minuten auf ihre Mutter zu verzichten?" (zu einer Teilnehmerin, die sich nur sehr schwer ihren Kindern gegenüber abgrenzen konnte).

Für manchen ÜT hat sich beim gemeinsamen Überlegen in der Gruppe dann doch eine Nische im Tagesablauf gefunden, in die ein annehmbarer Übungszeitraum eingefügt werden konnte.

Eine besondere überzeugende Lösung fand der Juniorchef eines mittelständischen Unternehmens. Er berichtete: „Ich habe jetzt jeden Tag um 18.00 Uhr einen Termin bei mir selbst." Diesen Termin machte er auch in seinem Kalender entsprechend kenntlich.

Eine häufig gestellte Frage betrifft den Umgang mit der jeweiligen „Formel". Unser Vorschlag, die Formel mit langsamer innerer Stimme mehrfach vor sich hin zu sprechen, wird erfindungsreich variiert. Wichtig erscheint uns der wiederholte Hinweis, daß die Formeln als „Einladung" an den Körper und nicht als „Befehl" gedacht sind, und daß zunächst einmal jede Antwort auf diese Einladung „richtig" weil authentisch ist. Daß die Antwort am Anfang nicht immer befriedigend ausfällt, liegt in der Natur des Anfängerstatus des Übenden. Hier müssen wir als ÜL zur Geduld ermutigen.

5.2.3
Der Wegscheidersche Handgriff (Armhebeversuch)

In der zweiten Kursstunde wird zur Überprüfung und Verstärkung des Schwereerlebnisses der Wegscheidersche Handgriff durchgeführt: Hierbei wird die Gruppe in zwei gleichstarke Untergruppen geteilt. Vor Beginn der Übung werden die Teilnehmer der einen Untergruppe aufgefordert, bei den anderen Kursteilnehmern den rechten oder linken Arm am Ärmel oder Handgelenk hochzuheben und durch vorsichtiges Auf und Abheben „auszuwiegen". Danach werden die Plätze wieder eingenommen, und die zweite Untergruppe übt jetzt etwa zwei Minuten lang das Schwereerlebnis. Auf ein Zeichen des Kursleiters hin stehen nun die Teilnehmer der ersten Gruppe wieder auf und heben den gleichen Arm wiederum vorsichtig an. Dieser Versuch ergibt in etwa siebzig Prozent eine Übereinstimmung zwischen dem subjektiven Empfinden des Übenden und dem „objektiven" Eindruck desjenigen, der den Arm hochgehoben hat. Für etwa fünfundzwanzig Prozent der Teilnehmer ist es sehr beeindruckend zu erfahren, daß sie als Übende zwar noch kein Schwereerlebnis verspüren, das den Arm hebende Gruppenmitglied aber bereits eine deutliche Veränderung in der Schwere des Armes wahrnehmen kann. Der Körper hat also bereits auf die Vorstellung „mein rechter Arm ist ganz schwer" reagiert. Diese Veränderung hat jedoch noch keinen Zugang zum Erleben des Übenden gefunden.

Sehr viel seltener tritt der Fall ein, daß der Übende die Schwere schon empfindet, sein Gegenüber dies jedoch nicht nachvollziehen kann. Hier befindet sich der Übende noch im Stadium der „Einbildung" im Sinne des Hineinbildens einer Vorstellung in den eigenen Körper. Es ist damit zu rechnen, daß der Körper in seiner Entspannungsreaktion bald dem vorauseilenden Erleben folgen wird.

5.2.4
Wärme — Einführung in die Übung

„Der rechte (linke) Arm ist ganz warm."
Die Schwereübung führt zu einer Herabsetzung der Grundspannung der Muskulatur. Da der Körper immer als Ganzes reagiert, wird von den Blutgefäßen der Haut diese Spannungsverminderung als Signal „verstanden", sich ebenfalls dem Entspannungsprozeß anzuschließen (musculo-cutaner Reflex). So tritt bei einigen Trainierenden das Wärmegefühl gleichzeitig oder nach dem Schweregefühl auf. Es äußert sich mitunter auch erst als Kribbeln in den Fingern oder Händen.

Die Frage: „Werden die Hände wirklich warm, oder bilde ich mir das nur ein?" wird bei der Wärmeübung nie gestellt, weil der Erfolg der Umstellung hier durch den Übenden selber nachprüfbar ist.

Der Kursleiter kann mit einem Hauttemperaturmeßgerät innerhalb des Kurses den meist sehr beeindruckenden Nachweis eines Temperaturanstiegs der Haut führen. Temperatursteigerungen an der Haut des Handrückens zwischen 0,4 und 1,5° C sind die Regel. Es ergeben sich vier einander ergänzende Erklärungsmöglichkeiten für das subjektive Erleben von Wärme:

1. Unter normalen Umständen (Raumtemperatur um 20° C, Temperatur der Hautoberfläche zwischen 27° und 31° C) wird die Hauttemperatur immer deutlich über der Raumtemperatur liegen. Wahrgenommen und sich bewußt gemacht wird also die Temperaturdifferenz.

2. Es werden Temperaturdifferenzen zwischen einzelnen Körperteilen bewußt erlebt. So wird zum Beispiel bei der Übung „Hand warm" die Hand wärmer empfunden als der Oberarm. Dies läßt sich mitunter auch durch eine Temperaturmessung der Haut nachweisen.

3. Die Bewußtseinseinengung bewirkt eine Fokussierung und damit Hervorhebung des Wärmeerlebnisses der Haut bestimmter Körperteile. Ich übe zum Beispiel: „Der rechte Arm ist ganz warm". Subjektiv empfinde ich den Arm als ausgesprochen warm, den angrenzenden Brustkorbbereich als indifferent. Die Temperaturmessung ergibt hingegen in beiden Körperbereichen den gleichen Wert.

4. Die Hauttemperatur steigt tatsächlich (s.o.) an. Die Differenz zum vorhergehenden Zustand wird wahrgenommen.

5.2.5
Modifikationen und Hilfen

Statt „Der rechte (linke) Arm ist ganz warm" kann der Übende sich auch vorstellen: „Arm strömend warm" oder verkürzt: „Arm warm." Dementsprechend wird er dann seine Aufmerksamkeit lenken. Anschließend kann er die Beine einzeln oder gemeinsam einbeziehen.

Wer bei den bisher vorgeschlagenen Vorstellungen ein zu intensives, also unangenehmes Wärmegefühl verspürt, sollte die Formel variieren: „Arm angenehm warm" oder „Arm ein wenig warm."

Wieder gilt, daß die Formel dem Vorstellungsvermögen des Übenden anzupassen ist.

Dies gilt in gleicher Weise für alle angebotenen Hilfen. Der eine wird sich durch die Vorstellung, zu Hause in der warmen Badewanne zu liegen, unterstützt fühlen, ein anderer empfindet es als hilfreich, wenn er sich vorstellt, wie er im letzten Urlaub im warmen Sand gelegen hat.

Noch einmal sei darauf hingewiesen, daß alle extremen Formulierungen zu vermeiden sind. Sie können gerade bei der Wärmeübung schwerwiegende Folgen haben, z.B. einen Kreislaufkollaps.

Ein l9jähriger wird plötzlich bei der Wärmeübung schneeweiß. Der Kursleiter bemerkt dies und läßt zurücknehmen. Die Nachfrage ergibt, daß der Teilnehmer die Formel in „Arme ganz heiß" umgewandelt hatte", damit es besser klappt."

5.2.6
Erfahrungsbericht, Störungen und Abhilfen

Das Gefühl einer Volumenvermehrung in den Händen („Tatzenhände") läßt sich durch eine Steigerung der Hautdurchblutung in diesem Bereich erklären. Diese Volumenzunahme wird subjektiv als sehr viel ausgeprägter wahrgenommen, als sie objektiv nachweisbar ist, weil die visuelle Kontrolle durch den Augenschluß aufgehoben ist und außerdem auch keine Kontrolle über die Hautrezeptoren gegeben ist, da der Übende bei guter Entspannung völlig unbeweglich liegt oder sitzt. Dadurch geht die Vorstellung von den wahren Größenverhältnissen verloren. Es kommt zum subjektiven Erlebnis einer Körperschemaänderung.

Ähnliches vollzieht sich auch bei dem Gefühl, daß sich die Körpergrenzen auflösen, Gliedmaßen verkürzt oder gar nicht mehr wahrgenommen werden. Die Kursteilnehmer sind über die Harmlosigkeit solcher Empfindungen aufzuklären.

Der immer wieder zu beobachtende Wärmeandrang zum Kopf kann zuverlässig mit der bildhaften Vorstellung: „Wärme fließt über den Brustkorb (oder Leib) in die Füße" beeinflußt werden. Wegen der möglichen Auswirkungen auf die Kreislaufregulation sollten allerdings Hypotoniker mit dieser Vorstellung vorsichtig umgehen. Als Alternative bietet sich an: „Kopf bleibt leicht und frei".

Die während der Wechseljahre auch beim Üben des Autogenen Trainings gelegentlich auftretenden Hitzewallungen können mit abmildernden Formulierungen („ein wenig warm") abgefangen werden. In gleichem Sinne können wir mit Schweißausbrüchen während des Trainings umgehen.

Treten während des Übens Schwindelgefühle auf, so kommen im wesentlichen drei verschiedene Ursachen in Frage. Zum einen kann es sich um den Ausdruck einer Kreislaufregulationsstörung bei einem zu niedrigen Blutdruck handeln. Im Liegen sind diese Teilnehmer mit Sicherheit beschwerdefrei. Zum zweiten kann es zu solchen Schwindelgefühlen im Rahmen einer erhöhten Irritierbarkeit des Gleichgewichtsorgans kommen. Dies ist als Initialunruhephänomen zu verstehen und wird bei weiterem Üben zurückgehen. Als dritte mögliche Ursache können Schwindelgefühle Ausdruck von Ängsten sein, die dem im Autogenen Training sich vollziehenden Loslassen, Geschehenlassen, Sich-Hingeben, die Kontrolle- Über-Sich-Selber-Aufgeben, gelten. Die Unsicherheit über die Tragfähigkeit des eigenen Fundamentes drückt sich dann in Fragen aus wie: „Wo lande ich denn dann?" oder „Kann mir da auch nichts passieren?" Der kundige Kursleiter wird hier mit Geduld das nötige Vertrauen vermitteln und vielleicht sogar einige Zeit als „Hilfs-Ich" wirken, bis der Übende sich selbst ausreichend vertrauen kann. In praktischer Hinsicht hilft für einen Überbrückungszeitraum das schon empfohlene Üben mit geöffneten Augen oder das Schließen der Hände zur Faust.

Zum Umgang mit der Wärmeübung bei Menschen mit einer Neurodermitis oder einer anderen juckenden Hauterkrankung s. Kap 6.3.

5.3
Die dritte Kursstunde — Atmung

5.3.1
Zur Reihenfolge der Organübungen

Schwere und Wärme gelten als „Grundübungen" des AT. Die nun folgenden „Organübungen" wurden von J. H. SCHULTZ in der Reihenfolge Herz, Atmung, Leib entwickelt. SCHULTZ wurde bei dieser Anordnung von den Berichten seiner ersten Übungsteilnehmer geleitet, die bereits bei der Wärmeübung ein Pulsieren in den Fingerspitzen wahrgenommen hatten (persönliche Mitteilung an H. BINDER). In seiner Monographie begründet SCHULTZ dieses Vorgehen, indem er die Abhängigkeit der Herztätigkeit von psychischen Momenten hervorhebt. In der Tat kann das Herz als besonderer „Resonanzboden" unseres Gefühlslebens gelten. Der Volksmund spiegelt dies mit vielen Redensarten wider.

Andererseits haben wir in den vielen Jahren unserer Arbeit mit dem AT immer wieder beobachten können, wie sich die Atmung sehr viel deutlicher als der Herzschlag bereits in den ersten beiden Übungsstunden dem Teilnehmer anbietet. Sei es, daß er ohne besonderen Hinweis die dem gleichmäßigen Atemrhythmus innewohnende Monotonie als beruhigend wahrnimmt, sei es, daß ihm auffällt, daß sich Schwere- und Wärmeempfinden beim Ausatmen verstärken.

K. BINDER hat gute Erfahrungen mit einer weiteren Umstellung gemacht, indem er die Leibwärmeübung vorangestellt hat und dann erst Atmung und Herz folgen ließ. Für ihn stellt sich der Leib als Brücke zwischen den schon entspannten, also schweren und warmen Extremitäten dar.

Die Reihenfolge Atmung, Leib, Herz könnte damit begründet werden, daß die Kursteilnehmer sich durch die rasche Aufeinanderfolge der Herz und Atemübung überfordert fühlen. Sie geraten „durcheinander", weil sie noch nicht in der Lage sind, Herzschlag und Atmung gleichzeitig passiv beobachtend ablaufen zu lassen.

Die Frage nach der Reihenfolge der Organübungen wird sich letztendlich auch vor dem Hintergrund des individuellen Erlebens des Kursleiters entscheiden. Die Reihenfolge, die ihm innerlich am nächsten liegt, wird auch für seine Kursteilnehmer aufgrund der dadurch gegebenen Überzeugungskraft die größte Wirkung entfalten.

Wir haben uns dazu entschlossen, die Organübungen in der Reihenfolge Atem und Herzerlebnis sowie Leibwärmeübung darzustellen, weil sie uns die geläufigste ist.

5.3.2
Das passive Atemerlebnis — Einführung in die Übung

„Die Atmung ist ganz ruhig."

Wir sprechen im AT ungern von einer Atem „Übung", sondern verwenden lieber das Wort Atem „Erlebnis". Die Zielrichtung dieser Übung wird hierdurch wesentlich deutlicher erfaßt. So geht es bei dieser dritten Stufe gerade nicht darum, etwas zu „üben" i.S. von leisten oder erarbeiten, sondern es steht hier noch deutlicher als bei den beiden Grundübungen das Geschehenlassen, das passive Sich-Hinwenden im Vordergrund. Deshalb birgt auch die Atmung die Möglichkeit, das zentrale Anliegen des AT sehr unmittelbar zu erleben. Die Atmung passiv geschehen zu lassen, sie dementsprechend teilnehmend zu beobachten, kann zu dem beglückenden Erleben völliger Gelöstheit führen: sich sinnenhaft in ein angenehmes Schwere- und Wärmegefühl eingehüllt zu fühlen und dabei im ruhigen Gleichmaß der Atmung aufgehoben zu sein.

Es ist hierfür belanglos, ob die Atmung anfangs schnell, langsam, tief, flach, in Brust oder Bauchatmung vor sich geht. Entscheidend ist lediglich, daß ich dem mir eigenen Atemrhythmus Gelegenheit gebe, sich zu entwickeln. Sich diesem Ablauf ganz hinzugeben, bedeutet eine völlig andere Art von Konzentration, als sie uns im normalen Alltag üblicherweise abver-

langt wird. Hier ist es angespannte Aufmerksamkeit, die sich einem bestimmten Gegenstand oder Ablauf zuwendet, dort (im Atemerlebnis) ist es
passive Hinwendung und Sammlung. In der praktischen Durchführung geht
es darum, einen üblicherweise unserer Aufmerksamkeit und unserem bewußten Erleben entzogenen Vorgang bewußt wahrzunehmen, ohne ihn
zunächst in irgendeiner Weise verändern zu wollen.

5.3.3
Modifikationen und Hilfen

Neben der Formel „Die Atmung ist ganz ruhig", schlug SCHULTZ noch vor:
„Es atmet mich." Er unterstrich damit die Autonomie des Ablaufs der Atmung. Bilder, die uns im Erfahrungsaustausch über das Atemerlebnis von
unseren Kursteilnehmern beschrieben werden, beinhalten die Passivität,
die Monotonie und das Geborgensein im gleichmäßigen Ablauf der Atmung.
Zum Beispiel das Gefühl zu haben, in einer Hängematte zu liegen und sich
ganz sacht bewegen zu lassen; sich vorzustellen, wie die Wellen eines Mee-
res ruhig, in steter Wiederholung an den Strand laufen; in einem Boot liegen und sich ganz behutsam schaukeln lassen („wie ein Säugling, der in der
Wiege von seiner Mutter geschaukelt wird").

„Ich schaue meiner Atmung zu" unterstreicht besonders den Beobachter-
standpunkt des Übenden. Hier steht nicht so sehr das Sich-Hineingleiten-
Lassen im Vordergrund, sondern mehr die Gewinnung des Abstandes zu
sich selbst. Je nach Persönlichkeitsausprägung werden diese beiden Erlebnisweisen oder aber auch eine Kombination von beiden geschildert.

Weitere Modifikationen: „Es atmet in mir" — „Atmung kommen lassen,
geschehen lassen" — „Atmung kommt und geht" — „Atmung ganz von
selbst". Kursteilnehmern, die schon in Atemtechniken geübt sind, fällt es anfangs mitunter schwer, innerhalb des Autogenen Trainings am Atemablauf
nichts zu verändern. Manchmal hilft ihnen der Hinweis, zunächst einmal einige Male tief durchzuatmen, um sich dann dem eigenen Atemrhythmus besser überlassen zu können. Diese kleine Hilfe entdecken Kursteilnehmer häufig auch von allein. Da das Ausatmen ein passiver Vorgang ist, bei dem
Zwerchfell und Atemhilfsmuskulatur erschlaffen, kommt es ohnehin häufig
beim Ausatmen zu einer Verstärkung des Entspannungserlebnisses. Jeder
kennt „den Seufzer der Erleichterung", mit dem man sich auf einem Sessel
nach einer Anstrengung niederläßt.

5.3.4
Erfahrungsbericht, Störungen und Abhilfen

Störungen ergeben sich meist aus dem Nicht-Loslassen-Können. Es wird zuviel eingegriffen, manipuliert, statt sich dem eigenen Atemrhythmus „einfach" hinzugeben. Es ist eben gar nicht so einfach, seine Aufmerksamkeit einem üblicherweise unwillkürlich ablaufenden Körpervorgang zuzuwenden und gleichzeitig diesen Vorgang geschehen zu lassen. Als Ausdruck dieser anfänglichen Schwierigkeit wird uns häufiger von Beklemmungen im Brustbereich berichtet: „Ich kann nicht richtig durchatmen." Dies betrifft oft auch Kursteilnehmer, die bereits vor dem Erlernen des AT unter ähnlichen Beklemmungsgefühlen gelitten haben. Hierbei handelt es sich dann um eine Erinnerungsspur des Organgedächtnisses.

Manchmal kann man dieses Beklemmungsgefühl durch einige tiefe Atemzüge beheben. Mitunter muß jedoch auch zurückgenommen werden. Sollten diese Schwierigkeiten über einen längeren Zeitraum bestehen, so empfiehlt es sich, das Atemerlebnis zunächst einmal auszulassen und mit den anderen Übungen weiter fortzufahren. Oft bietet es sich zu einem späteren Zeitpunkt dann ganz von allein an.

Gelegentlich wird auch die Angst geäußert, „keine Luft mehr zu bekommen" oder gar „zu ersticken". Solche Ängste sind im allgemeinen durch eine Erklärung der autonomen Funktion des Atemzentrums, das für eine genügende Sauerstoffzufuhr sorgt, zu beheben.

Immer wieder werden die Formelbildungen auch von den Teilnehmern aufgrund der eigenen Erfahrungen abgeändert. Hier hat es sich gezeigt, daß die Wortwahl so lange belanglos ist, wie der Vorstellungsgehalt, wie ihn J. H. Schultz ursprünglich beabsichtigt hat, erhalten bleibt. Übt also zum Beispiel jemand „ich atme ganz ruhig", so sollte der Kursleiter sehr genau nach der damit verbundenen Vorstellung fragen. Stellt sich heraus, daß diese im oben geschilderten Sinn eines passiven Geschehenlassens gegeben ist, muß sie nicht notwendigerweise verändert werden. Drückt der Übende jedoch mit diesen Worten aus, daß er aktiv in die Atmung eingreift, so muß die Wortwahl entsprechend verändert werden.

Spürt der Kursleiter, daß sich aus einer solchen Frage über die Wortwahl ein Machtkampf zwischen ihm und dem Teilnehmer zu entwickeln beginnt, so ist er gut beraten, einen Kompromiß zu finden (s.a. Übertragung und Widerstand).

Auf zwei positive „Nebenwirkungen" des Atemerlebnisses sei noch hingewiesen. Zum einen berichten Kursteilnehmer mit funktionellen („nervösen") Herzbeschwerden immer wieder, daß diese nach einiger Zeit der erfolgreichen Durchführung der passiven Einstellung des Atemvorganges deutlich zurückgegangen sind. Hier sind dann die engen Verknüpfungen zwischen Atemvorgang und Herzfunktion zum Tragen gekommen. Zum anderen geben Schlafgestörte nach der Realisierung dieser „Übung" oft eine spontane Besserung an. Die Hinwendung zum Atemerlebnis ermöglicht die notwendige Ablenkung vom „Schlafen Wollen". Die Monotonie des passiv erlebten Atemvorganges bereitet den Schlaf vor.

5.3.5
Der Erfolg bleibt aus

Mitunter kommt es vor, daß ein Teilnehmer bis zur dritten Stunde keinerlei Erfolgserlebnis hat. In einem solchen Fall stellt er sich mit Recht die Frage: „Bin ich vielleicht für das Autogene Training gar nicht geeignet?" Dies ist außerordentlich selten. In erster Linie sollte sich der Kursleiter fragen, ob er in seiner *Gegenübertragung (s. Abschn. 8.5.3)* den Übenden irgendwie blockiert. Auch die ehrlich beantwortete, an die eigene Person gestellte Frage„, „Ist mir dieser Teilnehmer unsympathisch?" hat schon manch verfahrene Situation gerettet. Entweder gelangte der ÜL dadurch zu einer Einstellungsänderung dem Teilnehmer gegenüber, oder aber er mußte bei unüberwindlichen Barrieren dem Gruppenmitglied sagen: „Ich kann Ihnen das Autogene Training nicht beibringen. Aber das liegt an mir. Versuchen Sie es bitte bei einem anderen Kursleiter noch einmal." Dieses Vorgehen ist sicherlich für den Kursteilnehmer weniger kränkend, als wenn der ÜL ihm die „Schuld" für das Versagen „in die Schuhe schiebt".

Aber natürlich kann es auch beim Kursteilnehmer innerseelische Gründe geben, die ihn behindern. Näher gehen wir darauf in den Abschnitten *8.5.2* (Übertragung) und *8.5.4* (Widerstand) ein. Im vorliegenden Zusammenhang begrenzen wir uns auf einige Hinweise mehr pragmatischer Art.

Immer wieder wird das Entspannungserlebnis durch eine *übersteigerte Erwartungshaltung* verhindert. Entweder will der Teilnehmer etwas erzwingen, das nur durch Geschehenlassen zu erreichen ist, oder aber er hat unrealistische Erwartungen hinsichtlich der Ausprägung und Eigenart der Entspannungsphänomene. Mancher Teilnehmer, dem in der ersten oder zweiten Kursstunde die organismische Umschaltung „geschenkt" wurde, gerade weil er nichts Besonderes erwartete, hofft nun auf die ständige Wiederholung dieses Erlebnisses und verbaut sich damit die erreichbaren Ziele.

Auch hören wir recht häufig: „Das klappt noch nicht hundertprozentig". Die Gegenfrage „Was ist eigentlich hundertprozentig?" zeigt dem ÜT sehr rasch, wie wenig sinnvoll eine solche Vorstellung, die ja nur durch ein illusionäres Bild gedeckt ist, erscheint.

Neben allen diesen Erwägungen darf der Hinweis an die Teilnehmer nicht fehlen, daß geduldiges Wartenkönnen eher zum Erfolg führt als angespanntes Erreichenwollen.

5.3.6
Warum Kursteilnehmer fortbleiben

Es gibt Kursleiter, die keine AT Kurse mehr durchführen, weil die Teilnehmer „zu unzuverlässig" seien. So sagte in einer Supervisionsgruppe einmal ein Kollege etwas seufzend: „Da fängt man frohgemut mit zehn Leuten an, und dann kommt nach drei Wochen nur noch die Hälfte." Ein solcher Schwund an Gruppenmitgliedern übersteigt sicherlich das normale Maß und sollte dem betreffenden ÜL Grund sein, sich und seinen Vermittlungsstil kritisch zu überprüfen.

Als „normal" kann in größeren Gruppen (über zwanzig Teilnehmer), deren Mitglieder dem ÜL vor Beginn des Kurses nicht bekannt sind, angesehen werden, wenn zwanzig bis fünfundzwanzig Prozent der Teilnehmer den Kurs abbrechen, das heißt ohne Erklärung einfach wegbleiben. Dies trifft zum Beispiel auf Kurse an Volkshochschulen zu.

In kleineren Gruppen, deren Teilnehmer dem Übungsleiter vor Beginn des Kurses durch ein Vorgespräch (s. 4.6) bekannt sind, sollte der „Schwund" unter zehn Prozent liegen. Um solche Gruppen handelt es sich meist in der Arztpraxis.

Bei dem geschilderten Vorgang ist u.E. das Kriterium der Gruppengröße (in einem bestimmten Rahmen) von nachgeordneter Bedeutung. Der entscheidende Faktor ist vielmehr in der Beziehung zwischen Übungsleiter und Übendem zu sehen. Kann sich eine tragfähige Beziehung zwischen beiden bilden, so wird der Übende auch die innerhalb des Lernprozesses unvermeidlichen „Durststrecken" überstehen. Er wird dann auch die Zweifel überwinden können, die typischerweise um die dritte bis vierte Kursstunde herum auftauchen, ob es „denn wirklich Sinn für mich hat, das nun weiter zu versuchen" (so ein 22jähriger Student). Dieser Zeitraum ist übrigens deshalb als besonders kritisch anzusehen, weil mittlerweile die spontanen Anfangserfolge abgeklungen sind und nun deutlich wird, daß das Erlernen des AT etwas mit Üben zu tun hat, also ein gewisses Maß an Selbstdisziplin erfordert.

5.4
Die vierte Kursstunde — Herz

5.4.1
Das Herzerlebnis — Einführung in die Übung

„Das Herz schlägt ganz ruhig."

Ebenso wie bei der im vorletzten Abschnitt abgehandelten Atmung sprechen wir auch bei der Wahrnehmung des Herzens im Autogenen Training lieber vom Herzerlebnis als von einer Herzübung. Geht es doch bei beiden Übungen nicht darum, den unwillkürlichen Ablauf der Funktion zu verändern, sondern um die Einengung unserer Aufmerksamkeit auf den uns eigenen Rhythmus des Funktionsablaufes.

Unter unseren Übungsteilnehmern lassen sich hinsichtlich der Erlebnisweise des Herzens zwei Gruppen unterscheiden. Während die Teilnehmer der einen (kleineren) Gruppe ihr Herz bislang nicht besonders wahrgenommen haben, spüren die anderen es überdeutlich und häufig unangenehm. Während also die einen das Herz überhaupt erst einmal „entdecken" müssen, sollen die anderen eine positive Beziehung zu diesem wichtigen Organ aufbauen. Dementsprechend differenziert muß auch unser Vorgehen bei der Vermittlung des Herzerlebnisses sein.

Die Hinwendung zum Herzen kann zu Anfang gefördert werden, indem ich im Liegen die rechte Hand auf die Herzgegend lege, wobei gleichzeitig der Ellenbogen mit einem Kissen unterstützt wird.Hier kann ich dann im Bereich unterhalb der Brustwarze, insbesondere beim Ausatmen, den Herzspitzenstoß spüren, jene Stelle, an der das Herz an der Brustwand anliegt. Beeindruckend ist es für manche Patienten auch, ihr Herz vor der Übung mit einem Stethoskop erstmals zu hören. Daran werden sich dann einige Erläuterungen über das Zustandekommen der Herzgeräusche anschließen.

Der Frage: „Wozu brauche ich eigentlich die Herzübung, wenn ich doch schon durch Schwere und Wärmeübung sowie das Atemerlebnis in die Entspannung hineinkomme?" begegnen wir mit dem Hinweis auf die zentrale Bedeutung des Herzens als Ausdrucksorgan unseres Gefühlslebens. Redensarten wie „Das Herz hüpft mir vor Freude", „Das Herz tut mir vor Kummer weh" oder gar „Mir bricht das Herz", veranschaulichen dies und unterstreichen die Notwendigkeit, ein positives Verhältnis zum eigenen Herzen zu entwickeln. Wir wagen hier die Hypothese, daß ein positiv besetztes Herz (wie jedes andere innere Organ) wesentlich weniger anfällig gegen funktionelle, aber auch organische Störungen sein wird als ein Herz, dem ich mißtrauisch oder gar ablehnend gegenüberstehe.

5.4.2
Modifikationen und Hilfen

Neben der oben genannten Formel „Das Herz schlägt ganz ruhig" hat SCHULTZ bereits angeführt: „Herz schlägt ganz ruhig und kräftig." Dies ist eine besonders für Hypotoniker sinnvolle Variation, da sie sich bildhaft dabei vorstellen können, wie ein kräftig schlagendes Herz den darniederliegenden Kreislauf beflügelt. Diese Formel eignet sich jedoch ganz sicher nicht für Menschen mit funktionellen Herzstörungen, die u.U. auch noch eine ängstliche Beobachtung dem Herzen gegenüber mitbringen. Ihnen empfehlen wir eher, außerhalb des Herzens den Puls aufzufinden und sich diesem dann konzentrativ zuzuwenden. Dabei kann der Puls z.B. bei dünnen Bauchdecken im Bereich der Bauchschlagader wahrgenommen werden, ebenso jedoch auch im Bereich der Handgelenke oder der Leisten.

Für K. BINDER hat es sich bewährt, als Vorbereitung bei der Vermittlung des Pulserlebnisses, in der Sitzhaltung die entspannt im Schoß ruhenden Hände mit den Fingerkuppen aneinanderzulegen. Hierbei wird fast immer der Kapillarpuls gespürt. Durch die Konzentration auf diesen Körperteil wird außerdem die Aufmerksamkeit von dem eventuell negativ besetzten Herzen abgelenkt.

Ähnlich ablenkend wirkt die Formel „Brustraum warm und weit", die wir Patienten empfehlen, die einen Herzinfarkt überstanden haben.

Eine in ihrer Prägnanz besonders eingängige Formulierung verdanken wir K. PINGSTEN: „Mein Herz schlägt, und ich bin ganz ruhig." Auch hier handelt es sich übrigens wieder um eine „Verknüpfung" (s. Abschn. 6.3.5).

Weitere Variationen bestehen in einer Verkürzung: „Herz ruhig" oder in einer Kombination mit dem Atemerlebnis: „Im Einklang mit der Atmung Herz ruhig und regelmäßig" oder „Atmung und Herz ruhig und regelmäßig".

Von einer in sich ruhenden Teilnehmerin stammt die sehr schöne Formel: „Herz anwesend und vertraut."

5.4.3
Erfahrungsbericht, Störungen und Abhilfen

Wenige Kursteilnehmer berichten spontan über ein Herzerlebnis, das sich ihnen als „Leitschiene" für die Sammlung der Aufmerksamkeit angeboten hätte. Es handelt sich hierbei meist um Übende, denen das Atemerlebnis zunächst verschlossen geblieben ist.

Eine größere Anzahl berichtet von störenden Empfindungen, wie z.B. einer Beschleunigung des Pulsschlages, einem Ringgefühl um die Brust oder gar Herzstichen. Da diese Störungen sehr häufig Ausdruck des Organgedächtnisses sind, lassen sie sich durch konstantes Üben auflösen. Wiederum gilt jedoch, daß bei längerem Bestehenbleiben eine ärztliche Untersuchung angezeigt ist. Ernsthafte Zwischenfälle, die mitunter von Herzinfarktpatienten befürchtet werden, haben wir noch nie erlebt und sind uns bislang noch nicht berichtet worden, obgleich die Zahl der im Autogenen Training unterrichteten Herzinfarktpatienten aufgrund der weiten Verbreitung an Rehabilitationskliniken mittlerweile in die Tausende gehen dürfte.

Sollten Störungen sehr unangenehm sein und eine Entängstigung des Betreffenden nicht gelingen, so wird diese Übung zunächst umgangen, um dann später „nebenbei" erneut aufgenommen zu werden. Auch hier hilft mitunter die bereits oben erwähnte, ablenkende Formulierung: „Brustraum warm und weit".

Als Beispiel für die Erarbeitung eines positiven Herzerlebnisses sei eine 40jährige Diplom-Psychologin erwähnt, die der Herzübung zunächst aufgrund vorangegangener funktioneller Störungen sehr skeptisch gegenüberstand; die sich dann selbst aber eine Brücke baute, indem sie sich vorstellte: „Ich spreche meinem Herzen Anerkennung aus."

Ein 45jähriger Manager fand für sich hilfreich: „Ich bin freundlich zu meinem Herzen", und ein 28jähriger Gewerkschaftssekretär übte: „Ich habe ein brüderliches Gefühl für mein Herz."

5.5
Die fünfte Kursstunde — Leibwärme

5.5.1
Die Leibwärme — Einführung in die Übung

„Der Leib ist ganz warm."

Der Leib, genauer gesagt, der Bauch, ist für die Zielrichtung des Autogenen Trainings von besonderer Bedeutung. Der kopfgesteuerte Westeuropäer nimmt ihn meist gar nicht wahr. Die hier liegenden Organe haben „einfach zu funktionieren", wie es einmal ein Hochschullehrer einer geisteswissenschaftlichen Fakultät ausdrückte. Auch ist es noch nicht lange her, daß sämtliche Funktionen des Bauches aufgrund der allgemein verbreiteten Prüderie nach Möglichkeit nicht wahrgenommen wurden. Dies galt besonders für sämtliche Verdauung- , Ausscheidungs- und Sexualvorgänge.

Vielleicht ist dies auch der Grund, warum J. H.SCHULTZ in seiner Vorsatzbildung nicht den Leib direkt ansprach, sondern als Standardformel angab: „Sonnengeflecht strömend warm." Insbesondere in Gegenwart von Damen galt es in der Vorkriegszeit als unschicklich, vom „Bauch" zu reden. Eine solchermaßen „verklemmte" Einstellung zu lebenswichtigen körperlichen Vorgängen hat bisweilen groteske und mitunter auch für den Betroffenen fatale Folgen gehabt, wenn aus falscher Scham Krankheitsvorgänge nicht rechtzeitig angesprochen sondern verschleppt wurden, mit der Folge, daß z.B. bei Krebserkrankungen des Darmes oder der Unterleibsorgane jede Hilfe zu spät kam.

Das Autogene Training ermöglicht durch die wiederholte Einstellung des Leibes im Rahmen der organismischen Umschaltung ein entspanntes, d.h. natürliches Verhältnis zum eigenen Leib. Wir haben es dann nicht mehr mit einem fremdartigen, u.U. bei Funktionsstörungen sogar angsterregenden Bereich unseres Körpers zu tun, sondern mit einem uns wohlvertrauten Teil.

Neurophysiologische Grundlage ist hierfür die vegetative Umschaltung im Bauchraum, die durch die entsprechenden autonomen Nervenzentren ermöglicht wird. Hierbei nimmt das „Sonnengeflecht" (Plexus solaris) eine besondere Stellung ein. Dieser große vegetative Nervenknoten liegt etwa zwischen Brustbeinfortsatz und Nabel tief im Bauchraum vor der Wirbelsäule. Er schafft eine Verbindung zwischen den Muskeln und der Haut des Bauchraumes einerseits und den inneren Organen und dem Rückenmark andererseits (musculo-visceraler und cuto-visceraler Reflex). Aufgrund des bildhaft anschaulichen und wärmevermittelnden Namens „Sonnengeflecht" bot sich für J. H. SCHULTZ an, diese Bezeichnung in die Formelbildung für die Leibwärme Übung aufzunehmen.

Der Leib ist in vielfältiger Weise Ausdrucksorgan für unsere Gefühle: „Mir läuft die Galle über." — „Mir schlägt etwas auf den Magen." — „Mir ist eine Laus über die Leber gelaufen." — „Ich habe Schiß vor einer Prüfung." Diese Beispiele aus dem Volksmund veranschaulichen die Bedeutung der Organe des Leibes in der o. a. Weise. Im Sinne einer „Umkehr des Ausdrucksgesetzes" (SCHULTZ) kann man sich gut vorstellen, daß eine „Ent-Spannung" der Organe des Leibes einer Harmonisierung unserer Psyche in besonderer Weise dienlich ist.

Hinsichtlich der praktischen Nutzanwendung sei auf das Beispiel der Wärmflasche und des Heizkissens verwiesen, von denen viele Menschen bei Bauchschmerzen Gebrauch machen. Da jedes Hautareal (Head-Zonen) mit einem bestimmten inneren Organ in Verbindung steht, läßt sich über die Vermehrung der Hautdurchblutung in bestimmten Bereichen demzufolge auch eine besondere Wirkung auf das zugehörige innere Organ entfalten. So ist diese Übung besonders geeignet für sämtliche Verspannungszustände des

Leibes. Dies hat den Gynäkologen SCHAETZING auch dazu veranlaßt zu sagen:
„Das Autogene Trainung ist das Spasmolytikum für den Leib."

Und schließlich kann der Bauch als unsere Mitte angesehen werden, in
der zu „ruhen" uns Stabilität verschafft, d.h. uns nicht so schnell aus dem
Gleichgewicht kommen läßt. Von einem gelassenen, souveränen Menschen
sagt man auch: „Er ruht in seiner Mitte."

Zur praktischen Durchführung hat es sich bewährt, die Hände auf den
Bauch zu legen und „das von Arm und Bein bekannte Wärmeerlebnis intensiv nach dieser Richtung zu konzentrieren" (J. H. SCHULTZ). Dies hat außerdem den Vorteil, daß man die Wärme in diesem Bereich sehr rasch spüren
wird, da natürlich in dem Hautbereich, in dem die Hand auf dem Leib auf-
liegt, eine Stauwärme entsteht. Hier schafft der Übende wieder einen bedingten Reflex, indem er zunächst Wärme von außen zuführt, deren Wahrnehmung er dann mit der entsprechenden Vorstellung verknüpft. Selbstverständlich ist auch dies nur als vorübergehendes Hilfsmittel zu verstehen, auf
das später verzichtet werden kann. Allerdings sind einige unserer Patienten
bei dieser Körperhaltung geblieben, weil sie die Lage beider Hände auf dem
Bauch als etwas „Geschlossenes" empfinden, so als ob „Hände, Arme, Schultern und Leib eine Einheit bilden".

5.5.2
Modifikationen und Hilfen

Alle bildhaften Vorstellungen, die ein angenehmes Wärmegefühl im Leib
vermitteln können, sind hilfreich. So kann ich mir vorstellen, im warmen
Sand zu liegen (der Kopf liegt dabei im Schatten) und mir die Sonne auf den
Bauch scheinen zu lassen. Ebenso kann ich an die Erinnerung einer wohl-
tuenden Wärmflasche anknüpfen.

„Leib warm und weich" oder „Leib warm", „Leib weich" (wobei die Worte „warm" und „weich" in die Ausatmungsphase eingeflochten werden) betonen noch einmal die Möglichkeit, diese Übung bei Verspannungen und
Verkrampfungen im Bauchraum einzusetzen. Ein intensives Wärmegefühl
kann erleben, wer vor der Übung ein warmes Getränk zu sich nimmt. Auch
die Formel „Leib strömend warm" ist hilfreich. Hierbei kann sich der Übende vorstellen, wie die Wärme aus dem rechten Unterbauch kreisend über
den Oberbauch in den linken Unterbauch strömt. Diese Vorstellung hat sich
zur Beeinflussung chronischer Obstipation bewährt.

Im Sinne der oben ausgeführten „Sammlung auf die eigene Mitte" könnte
eine ergänzende Vorsatzbildung für diese Übung lauten: „Leib strömend

warm ... Ich ruhe in mir selbst ... Ich finde zu meiner eigenen Mitte zurück".
Oder: „Mitte strömend warm" oder „Zentrum strömend warm".

5.5.3
Erfahrungsbericht, Störungen und Abhilfen

Beim ersten Versuch der Leibwärme-Übung wissen viele Menschen mit dieser Übung zunächst nichts anzufangen, weil sie im Sinne der Kopfgesteuertheit keine Beziehung zu ihrem eigenen Bauch entwickelt haben. Läßt
man diese Menschen die Hände auf den Bauch auflegen, ändert sich das
Bild meist sehr rasch.

Oftmals wird auch berichtet, daß keinerlei Wärme gespürt wird, man sich
jedoch durch die deutlich hörbaren Kullergeräusche des Leibes gestört gefühlt habe. Da diese Geräusche Ausdruck der vegetativen Umschaltung im
Bauchraum sind, ist es außerordentlich wichtig, hier den Kursteilnehmern
etwas von der Scham zu nehmen, die sie wegen dieser lauten Verdauungsgeräusche empfinden. Sie sollten durch den Hinweis ermutigt werden, daß
diese Geräusche der Wärmeempfindung durchaus äquivalent sind. Wenn
diese Geräusche auftreten, hat sich die vegetative Umstellung im Bauchraum
bereits vollzogen. Es fehlt lediglich noch das subjektive Erleben der Wärme.
Hier hilft dann mitunter auch der Hinweis, die Vorsatzbildung im Sinne von
„wohlig warm" abzuändern.

In Fortbildungskursen für Ärzte wird bei der Leibwärme Übung im allgemeinen gefragt, wie denn das Autogene Training, das ja in erster Linie eine
parasympathische Funktionsänderung verursache, gleichzeitig auch für parasympathisch verursachte Fehlsteuerungen Linderung bringen könne.
Wenn also zum Beispiel jemand vor dem Examen Durchfall hat, so ist dies ja
eine Fehlsteuerung im Sinne einer überschießenden Reaktion des Parasympathikus. Hier ist der Hinweis wichtig, daß das Autogene Training immer
nur anfänglich den Parasympathikus betont. Deshalb sollten vor dem Üben
auch Blase und Mastdarm entleert werden. In einem zweiten Schritt kommt
es, wie zuvor angeführt (s. Abschn. 3.2), zum Ausgleich der beiden vegetativen Systeme, zur Eutonie. Dies ist auch physiologisch durchaus nachzuvollziehen, da ja das Sonnengeflecht nicht nur aus parasympathischen, sondern
auch aus sympathischen Fasern besteht. Aufgrund der wiederholten Umstellung im Sinne der Eutonie kommt es also sowohl bei den in der einen
Richtung (sympathikoton) wie auch in der anderen Richtung (parasympathikoton) gestörten Menschen zu einer Stabilisierung und damit geringeren Irritierbarkeit.

Häufig wird bei der Leibwärme-Übung von Störungen berichtet, die ein-

deutig im Sinne des Organgedächtnisses zu werten sind. Rechtsseitige Oberbauchschmerzen bei einer 56jährigen Hausfrau während der Leibwärme
Übung konnten so als Erinnerungsspuren einer zehn Jahre zurückliegenden
Gallenblasenentzündung erklärt werden. Ein 48jähriger Ingenieur verspürte ein Brennen im mittleren Oberbauch bei dieser Übung. Er war 22 Jahre
zuvor an einem Magengeschwür erkrankt. Auch hier gilt wieder, wie bereits
zuvor mehrfach ausgeführt, daß alle diese Störungen bei konsequentem, jedoch nicht verbissenem Weiterüben nach einer gewissen Zeit zurücktreten.
Immer wieder haben wir erlebt, daß dies mitunter sogar schon bei der zweiten Übung an einem Abend geschieht. Beste Erfahrungen haben wir damit
gemacht, daß wir beim Auftreten solcher Störungen bei der nächsten Übung
lediglich die Hände auf den Bauch legen, nicht jedoch die Vorsatzbildung
„Leib strömend warm" verwenden lassen. Geübt werden dann nur Schwere,
Wärme, Atmung und Herz bei aufgelegten Händen. Die Patienten sind oft
sehr entlastet, wenn sie nach der nächsten Übung berichten können, daß die
Schmerzen nicht wieder aufgetreten sind.

5.6
Die sechste Kursstunde — Stirnkühle

5.6.1
Die Kopf–Stirn–Übung

„Die Stirn ist ein wenig kühl"
    In der Monographie von J. H. SCHULTZ wird diese Übung unter der Über-
schrift „Die Stirnkühlung" abgehandelt. Seinen Ausführungen zufolge kam
es ihm auf das Kontrasterlebnis zwischen dem mittlerweile als warm erlebten Körper und der angenehm kühlen Stirn an. Schon der Volksmund wertet dieses Kontrasterleben als positiv:
„Den Kopf halt kühl, die Füße warm, das macht den besten Doktor arm!"
    Darüber hinaus ist in unser aller Erleben Erfrischung und Wachheit mit
Kühle im Stirnbereich verknüpft. So läßt man „frische", d.h. kühle Luft ins
Zimmer hinein oder wäscht sich das Gesicht mit kaltem Wasser ab. Im
Sommer „fächelt man sich Kühlung zu". Einem Ohnmächtigen rieb man
früher die Stirn mit kühlendem „Kölnisch Wasser" ein.
    Wer das Autogene Training vor dem Einschlafen übt, sollte die Stirnküh-
le Übung fortlassen. Ein 30jähriger Ingenieur aus einem Volkshochschulkurs
meinte, sich über diesen Rat hinwegsetzen zu können und berichtete beim
nächsten Kursabend von einer durchwachten Nacht.

Vorsichtig sollten alle Patienten mit dieser Übung verfahren, die unter einer erhöhten Gefäßlabilität, wie z.B. Migränekranke, zu leiden haben. Schon SCHULTZ empfahl solchen Menschen, die Stirnkühle Übung lediglich ein bis zweimal einzustellen und erst, wenn dies ohne nachteilige Folgen geblieben sei, die Formel mehrfach zu wiederholen.

5.6.2
Modifikationen und Hilfen

Wegen der Häufigkeit von Kopfschmerzpatienten in unseren Kursen sind wir dazu übergegangen, die Stirnkühle Übung in drei Teile einzuteilen. Wir beginnen mit „Gesicht glatt und gelöst". Hier geht es lediglich darum, daß der Übende die Entspannung der Gesichtsmuskulatur bewußt wahrnimmt. Häufig hat sich diese bereits in einem leichten Absinken des Unterkiefers deutlich bemerkbar gemacht. Diese Übung ist besonders für Menschen geeignet, die häufig unter Spannungskopfschmerzen leiden. Die Spannungskopfschmerzen sind meist als Ursache einer Muskelverspannung im Kopfbereich zu werten, so daß die Formel „Gesicht glatt und gelöst" hier erheblichen prophylaktischen Wert (z.B. bei Zähneknirschen) aufweist.

In einem zweiten Schritt empfehlen wir: „Kopf klar und frei" oder „Kopf leicht und frei" bzw. „Kopf frisch und frei".

Diese Modifikationen wurden von H. BINDER (1956) in der Zusammenarbeit mit Anfallskranken und Hirnversehrten entwickelt, nachdem von diesen Patienten nur dreißig Prozent die Standardformel von J. H. SCHULTZ annehmen konnten. In der veränderten Form waren siebzig Prozent dieser Übenden in der Lage, ein angenehmes Frischeerlebnis zu realisieren.

Die genannten Modifikationen haben sich jedoch auch in der Anwendung bei gesunden Übungsteilnehmern bewährt. Es geht uns hierbei darum, daß noch einmal die Losgelöstheit von allen störenden Gedanken betont wird. Im Augenblick des Übens soll alles Beschwerende und Belastende distanziert werden. Nur so kann der Übende sich ganz dem Entspannungszustand hingeben. Die beiden ersten bislang dargestellten Schritte („Gesicht glatt und gelöst" und „Kopf klar und frei" usw.) können auch vor dem Einschlafen angewendet werden.

In einem dritten Schritt wird die von SCHULTZ vorgeschlagene Standardformel „Stirn ein wenig kühl" oder „Stirn angenehm kühl" geübt. Bei dieser Übung scheint es uns plausibel zu sein, wie MANN und PIEPENHAGEN (1989) ausführen, daß es sich lediglich um die bewußte Wahrnehmung eines Temperaturunterschiedes zwischen der in die allgemeine leichte Temperaturanhebung der Haut einbezogene Wangenhaut einerseits und der Haut der Stirn andererseits handelt. Wahrnehmbar können wir diese leichte Kühle durch die Vorstellung eines angenehmen Lufthauches machen. Dabei kann die in einem jeden Raum vorhandene Luftzirkulation wahrgenommen werden. Gelegentlich wird uns berichtet, daß die Vorstellung von Wärme als angenehmer empfunden wird als diejenige von Kühle. Hier lassen wir ohne weiteres üben: „Stirn ein wenig warm". Obgleich die uns bislang bekannten physiologischen Abläufe bei einem Migräneanfall dies nicht nahelegen, berichten uns mitunter Migränepatienten, daß sie durch die Formel „Stirn ein wenig warm" ihren Anfall im Beginn kupieren können.

5.6.3
Erfahrungsbericht, Störungen und Abhilfen

Die häufigsten Störungen ergeben sich aus einer fehlerhaften Anwendung dieser Übung. Meist handelt es sich hierbei um Menschen, die, wie der oben erwähnte Teilnehmer eines Volkshochschulkurses, unsere zu Beginn dieser Übung gegebenen Ratschläge nicht ernst nehmen. Neben der relativ harmlosen Störung einer durchwachten Nacht bei Anwendung der Stirnkühle Übung vor dem Einschlafen gibt es jedoch auch ernsthaftere Störungen, die z.B. auf eine Verstärkung der Vorstellung von Kühle herrühren.

Fallbeispiele

Ein 25jähriger Büroangestellter meinte, die Stirnkühle rascher spüren zu können, wenn er sich vorstellte: „Stirn ganz kalt". Er reagierte mit deutlich sichtbarer Blässe des Gesichtes sowie Schwindelerscheinungen.

Eine 45jährige Kollegin klagte nach der Stirnkühle Übung über einen heftigen Migräneanfall. Sie hatte geübt: „Stirn eiskalt wie ein Gletscher."

Auch wegen dieser möglichen Nebenwirkungen machen wir unsere Patienten im Sinne des o. a. stufenförmigen Aufbaus mit der sechsten Übung des AT bekannt. Ein Bankkaufmann verdichtete diesen stufenförmigen Aufbau für sich mit den Worten: „Schlaff, frei, frisch."

Bei der Einübung der Stirnkühle Übung achten wir außerdem darauf, daß die Stirn möglichst frei von Haaren ist, da anderenfalls die im Raum vorhandene Luftzirkulation auf der Stirnhaut nicht gespürt werden kann.

5.7
Die siebte Kursstunde — „Zwischenbilanz"

5.7.1
Wiederholung

In der siebten Kursstunde, in der keine neue Übung mehr erarbeitet wird, erhalten die Teilnehmer Gelegenheit zum ausführlichen Erfahrungsaustausch und zum Üben. Anhand der geäußerten Schwierigkeiten wiederholen wir die entsprechenden Übungen. Der mitunter geäußerten Bitte der ÜT, die vorstellungsbildenden Formeln noch einmal im Zusammenhang mit einer übersichtgebenden Übungsanleitung darzustellen, entsprechen einige Kursleiter, indem sie ihren Gruppenmitgliedern zum Ende des Kurses eine *schriftliche Zusammenfassung* mitgeben. Dies gibt dem Teilnehmer die Möglichkeit, sich auch nach längeren Phasen, in denen er einmal nicht geübt hat, wieder über den korrekten Ablauf zu orientieren. Eine solche Wiederholungshilfe könnte folgendermaßen formuliert werden:

Sie beginnen das Autogene Training, indem Sie eine Ihnen bequeme Körperhaltung einnehmen. Kleidungsstücke sollten Sie dabei nicht beengen. Bevor Sie mit den einzelnen Übungen anfangen, stimmen Sie sich auf Ihr Vorhaben ein.
Dazu nehmen Sie erst einmal Ihre Umwelt mit allem, was Sie sehen, hören und fühlen können, wahr. Nun distanzieren Sie sich hiervon und wenden Ihre Aufmerksamkeit Ihrem inneren Erleben zu. Schließen Sie die Augen und sprechen sich in Gedanken vor:
– „Ich bin ganz ruhig." Dies ist nicht als Befehl gemeint, sondern als Aufforderung zur Einkehr in sich selbst. Wiederholen Sie dies einige Male. Dann fahren Sie fort mit:
– „Der rechte (linke) Arm ist ganz schwer." Auch dieses wiederholen Sie, wie gewohnt, mehrmals. Dann beziehen Sie den anderen Arm und die Beine mit in die Formel ein. Nun folgt:
– „Der rechte (linke) Arm ist ganz warm."
– „Die Atmung ist ganz ruhig."
– „Das Herz schlägt ruhig."
– „Sonnengeflecht (Leib) strömend warm."
– „Gesicht glatt und gelöst, Kopf klar und frei, Stirn ein wenig kühl."
Zwischen die Wiederholung der einzelnen Formeln legen Sie jeweils eine kurze Pause, damit Sie den bildhaften Sinngehalt auf sich wirken lassen können. Falls es nötig sein sollte, wiederholen Sie den gesamten geschilderten Ablauf.
Hat sich die organische Umschaltung eingestellt, so verbleiben Sie noch eine Weile in diesem Ruhe und Erholung schaffenden Zustand, bis Sie dann energisch zurücknehmen. Vor das Zurücknehmen können Sie einflechten:
– „Ich werde jetzt gleich zurücknehmen, danach bin ich wieder ganz frisch."
Anschließend erfolgt die Zurücknahme:

– „Arme fest (mehrfach recken und strecken), tief durchatmen, Augen auf."
Gönnen Sie sich noch einen Augenblick Zeit zur Besinnung, und stehen Sie dann auf.

5.7.2
Erfolge und Enttäuschungen

Für jeden Kursleiter immer wieder erstaunlich und auch sehr befriedigend ist das Ausmaß der in diesen sechs Wochen erreichten Erfolge. Die Teilnehmer drücken dies aus, indem sie zum Beispiel sagen: „Ich explodiere nicht mehr gleich so schnell ... Ich kann auch mal abwarten ... Ich nehme mich nicht mehr so wichtig ... Meine Familie hat gesagt, ich sei ja viel verträglicher geworden ... Meine Kollegin ist schon ganz neidisch, weil ich mich mittags in so kurzer Zeit immer so gut erholen kann ... Ich schlafe viel besser ein."

Eine Übersicht über die von den Teilnehmern angegebenen Erfolge vermitteln die Tabellen 5-3 und 5-4 (s. dazu auch Kap. 9).

Die Ergebnisse stammen wieder aus einer Befragung von Teilnehmern an Volkshochschulkursen. Sie stimmen im wesentlichen mit denen anderer Autoren überein (z.B. LUTHE, 1969; BÜHLER 1986). Bedenkt man, daß diese Zahlen in Kursen gewonnen wurden, in denen fünfundzwanzig bis vierzig Teilnehmer die Regel waren und in denen nicht auf die spezifischen Anliegen der Übenden eingegangen wurde, so wird deutlich, daß das Autogene Training eine wirksame Hilfe darstellt, ohne jedoch ein Allheilmittel zu sein.

Während die Tabelle 5-3 etwas über den Gesamterfolg in der subjektiven Beurteilung der Teilnehmer aussagt, werden in der Tabelle 5-4 die Teilnahmegründe der Gruppenmitglieder zum Gegenstand der Frage nach dem Erfolg gemacht.

Tabelle 5-3: Beurteilung des Gesamterfolges (nach K. BINDER, 1987). n = 330

	n	in Prozent
ja	164	50
teilweise	129	39
nein	32	10
keine Antwort	5	1

Tabelle 5-4: Erfolgsbeurteilung durch Kursteilnehmer hinsichtlich ihrer Teilnahmegründe (nach K.Binder, 1987). n = 330, Mehrfachnennungen möglich.

Teilnahmegründe für das AT = n_1	direkter Erfolg = n_2		in Prozent
Ich war oft zu hektisch	92	39	36
Ich konnte nicht abschalten	134	39	52
Ich war zu nervös	128	51	65
Schlafstörungen	100	52	52
Chronische Schmerzen	30	23	7
Schlecht konzentrieren	79	24	19
Ich war oft zu gereizt	80	31	25
Funktionelle Beschwerden	69	33	23
Ich wollte lernen, wie man sich schneller erholt	115	54	62
Leistungssteigerung	35	20	7

Wer also zum Beispiel wegen Schlafstörungen zum AT kam, hatte eine Aussicht auf Erfolg von zweiundfünzig Prozent. Seine ausgeprägteste Wirkung entfaltet das AT in den Bereichen Nervosität, Schlafstörungen und Erholung.

Enttäuschungen äußern manche Gruppenmitglieder, „weil noch nicht alles so gut klappt". Hier sollte der ÜL noch einmal darauf hinweisen, daß jeder Mensch nicht nur seinen eigenen Zugangsweg zum AT finden muß, sondern auch seinen individuellen Zeitrahmen für die Umsetzung des Erlernten. Regelmäßiges Üben vorausgesetzt, sind vier bis sechs Monate als realistischer Zeitraum für ein wirkliches Vertrautsein mit der Methode anzusehen. Aber auch dann noch bleibt das Ergebnis störanfällig und muß durch konsequentes tägliches Üben stabilisiert und ausgebaut werden.

5.7.3
Wie geht es weiter?

Wir sprechen auch über die Möglichkeit einer Fortsetzung des Autogenen Trainings in einem Aufbaukurs. Die im Anschluß an den Grundkurs folgende zwei bis dreimonatige Pause begründen wir mit der Notwendigkeit, das bisher Erreichte durch Eigenarbeit weiter zu festigen, bevor wir die Teilnehmer wieder in Neuland hineinführen. Länger als ein halbes Jahr sollte man mit einem Aufbaukurs sicherlich nicht warten, da erfahrungsgemäß die Übungshäufigkeit und damit auch das Interesse am Autogenen Training nach etwa vier bis sechs Monaten abzusinken beginnt. Dies schlägt sich auch in den Anmeldungszahlen nieder. Wartet man länger als vier bis sechs Monate mit der Ankündigung eines Aufbaukurses, sinkt die Zahl der Interessierten von neunzig auf fünfzig Prozent ab.

In einer Nachuntersuchung (K. BINDER, 1987) ließ sich feststellen, daß nach einem Jahr fünfundvierzig Prozent der früheren Kursteilnehmer „hin und wieder" und vierzehn Prozent, „wenn es mir schlecht geht", üben. Nur sechzehn Prozent üben nach einem Jahr noch „täglich einmal oder mehrmals". Von dem Teilnehmerkreis bejahten jedoch neunundsiebzig Prozent die Frage: „Würden Sie gern noch einmal einen Kurs mitmachen?" Das Interesse ist also offensichtlich vorhanden, die Kursteilnehmer sind auch vom Nutzen des Autogenen Trainings überzeugt, es fehlt ihnen wohl nur die notwendige Anleitung und Motivationshilfe.

Aus den obengenannten Gründen hat H. BINDER eine Vorsatzbildung als motivierende Hilfe zum Weiterüben entwickelt. Er gibt seinen Kursteilnehmern mit auf den Weg: „Tägliches regelmäßiges Sich-Entspannen bringt Ruhe, Sicherheit und Gelassenheit."

Weitere Vorsatzbildungen behandeln wir im Grundkurs nicht, da dies, will man sie sinnvoll erarbeiten, eine Überfrachtung des Angebotes und eine Überforderung der Teilnehmer bedeuten würde. Das Anbieten von Allerweltsformeln, wie: „Ich schaffe es" oder „Ich bin mutig und frei", erscheint uns allenfalls nur in Ausnahmefällen gerechtfertigt, da durch solche plakativen Vorsatzbildungen leicht der Anschein erweckt würde, als handele es sich um ein „Patentrezept", sozusagen um eine magische Formel. Dies ginge sowohl an den Möglichkeiten vorbei, die die Vorsatzbildungen bei korrekter Anwendung bieten, als es auch bei den Kursteilnehmern falsche Erwartungen und Vorstellungen erwecken würde. Eine nicht ausreichend gründlich erarbeitete Vorsatzbildung kann mehr Schaden als Nutzen erbringen.

Im Ausblick auf den Aufbaukurs beschreiben wir in einer kurzen Zusammenfassung dessen wesentliche Inhalte, wie wir sie im folgenden Kapitel darstellen.

Zum Abschluß dieses Kapitels lassen wir vier Teilnehmer eines Grundkurses mit ihren Erfahrungen zu Wort kommen:

Fallbeispiele

51jähriger Behördenangestellter (hochgradige Nervosität): Wenn ich früher abends über irgendwelche Dinge grübelte, konnte ich nicht einschlafen. Sobald ich aber jetzt autogen trainiere, dauert es nur noch ein paar Minuten, und ich bin fest eingeschlafen und schlafe dann bis zum anderen Morgen durch. Ich mache jetzt jeden Abend regelmäßig meine Übungen und kann nur sagen, daß sie mir sehr gut bekommen. Auch bin ich meine Nervosität durch die regelmäßigen Übungen fast vollständig losgeworden."

Frau L. F., 45 Jahre, Stenotypistin (vegetative Dystonie): „Im allgemeinen gelingt mir das Autogene Training sehr gut. Ich habe schon oft das Gefühl gehabt, als ob sich mein Verhältnis zur Umwelt — überhaupt zum Leben — allmählich verändert. Ich glaube, daß ich immer besser erkennen lerne, was wichtig und was weniger wichtig ist. Ich gewinne tatsächlich Abstand zu den Dingen, was mir bisher fehlte."

R. G., 56 Jahre alt, kaufm. Angestellter (genuine Epilepsie mit seltenen Anfällen ca. ein bis zweimal jährlich). Bericht nach einem Dreivierteljahr: „Ich fühle mich körperlich und geistig bedeutend besser als die Jahre vorher. Dank des Autogenen Trainings habe ich ohne Schlafmittel schlafen können."

W. M., 40 Jahre alt, Behördenangestellter, 1/2 Jahr später: „Ich habe eine Bierruhe gewonnen. Bei sogenannten Stoßgeschäften bin ich gegenüber früher viel ruhiger und gelassener. Nach arbeitsreichen Tagen mache ich noch eine Übung einschließlich der Stirnkühle um 20 Uhr, um für den Abend frisch zu sein. Außerdem übe ich morgens vor dem Aufstehen und mittags nach dem Essen im Sitzen und abends im Bett. Ich denke nur: ‚Glieder Schwere Wärme (einschließlich Leibwärme)', kaum daß ich noch die Atmung erlebe, und schon bin ich eingeschlafen."

6
Fortsetzung der Grundstufe — Aufbaukurs

6.1
Inhalt und Problematik von Aufbaukursen

Auch andere Autoren sind der Überzeugung, daß Aufbaukurse eine sinnvolle Ergänzung in der Erarbeitung der Grundstufe des AT darstellen können. So schlägt KRAFT (1982) „vier Treffen zu je 90 Minuten im wöchentlichen Abstand" vor. Ihm dienen diese vier Treffen zur „Behebung spezieller Schwierigkeiten bei einzelnen Übungen der Grundstufe" sowie zur „Förderung der Motivation" und zur „Erarbeitung formelhafter Vorsatzbildungen".

Schon aufgrund lernphysiologischer Überlegungen ist eine Wiederaufnahme der Übungsinhalte nach zwei bis höchstens sechs Monaten sinnvoll, weil nach vier bis sechs Monaten die Übungshäufigkeit der Teilnehmer eines Grundkurses signifikant abnimmt. Ein Aufbaukurs in diesem kritischen Zeitraum wird deshalb eine wichtige Motivationshilfe bilden, zur Festigung des bisherigen Übungserfolges und zur Häufigkeit des Übens beitragen können. So stellte ANGERER (1994) bei einer Nachuntersuchung fest, daß bereits eine einzelne Wiederholungsstunde, die acht Wochen nach Kursende stattgefunden hatte, die Übungshäufigkeit deutlich positiv beeinflußt hatte.

Die Situation in einem Aufbaukurs unterscheidet sich wesentlich von der im Grundkurs. Indikation und Motivation sind meist ausreichend geklärt worden. Kursleiter und Übende kennen einander. Die Teilnahme am Aufbaukurs bestätigt die Tragfähigkeit des Arbeitsbündnisses.

Aus der zwischenzeitlichen Eigenarbeit haben sich für die Gruppenmitglieder eine ganze Reihe von Fragen ergeben. Als Kursleiter gewinnen wir in der ersten Kursstunde eines Aufbaukurses einen Überblick über diese die Teilnehmer interessierenden Themen. Entsprechend dieser Themen werden wir unter Berücksichtigung des Übungsstandes und des Differenzierungsgrades der Gruppenmitglieder ein „passendes" Kurskonzept entwickeln.

Der Inhalt eines Aufbaukurses kann darum eine große Bandbreite aufweisen. Schwerpunktmäßig wird er sich jedoch an vier Themenbereichen orientieren:

1. Die *Wiederholung* der Grundstufe des AT bei besonderer Berücksichtigung der Organübungen. Die Einbeziehung des Schulter-Nacken-Bereiches und u. U. auch der Haut in die bewußt wahrgenommene Körperentspannung.
2. Die Entwicklung *ergänzender Hilfen* bei der Bewußtseinseinengung (=Konzentrationshilfen).
3. Die weitergehende *Nutzbarmachung* (Instrumentalisierung) *des AT im Alltag.* Hier sind Möglichkeiten der Kurz und Teilentspannung ebenso zu nennen wie der Umgang mit Schmerzen und Schlaflosigkeit.
4. Die Erarbeitung von *Vorsatzbildungen.*

In jedem Aufbaukurs vermitteln wir den Gruppenmitgliedern, wie wichtig und sinnvoll es ist, nicht nur zu üben, wenn „man es dringend nötig hat", z.b. bei Erschöpfung und Anspannung, sondern daß „regelmäßig Üben" bedeutet, auch ohne unmittelbaren Anlaß zu trainieren. Nur so kann der Übende die Methode wirklich ausloten und die verschiedenen psychischen Zustandsbilder kennenlernen und erleben, die während der organismischen Umschaltung möglich sind: wohliges Behagen im Zustand der sinnenhaften Entspannung ebenso wie das Gefühl vollständigen Losgelöstseins, verbunden mit dem Erleben grenzenloser Weite; genaues Hinspüren und Hinfühlen in aufmerksamer Sammlung, wie kontemplatives innerseelisches „Wandern", in Leichtigkeit dahingleiten, als auch schauendes Tiefergehen.

In der Kassenarztpraxis ist der zeitliche Rahmen für die Vermittlung des AT leider durch die Richtlinien der kassenärztlichen Bundesvereinigung sehr eng gesteckt. Insgesamt dürfen nur zwölf Sitzungen abgerechnet werden. Da für den Grundkurs bereits sieben Sitzungen zu veranschlagen sind, stehen für den Aufbaukurs nur noch fünf zur Verfügung. Bei der Entwicklung eines Konzeptes für unseren Aufbaukurs leiten uns also nicht nur die von den ÜT angesprochenen Themen, ihr Übungsstand und das Ausmaß ihrer persönlichen Differenziertheit, sondern auch die Anzahl der zur Verfügung stehenden Kursstunden. Ein Aufbaukurs, der von einem Allgemeinarzt für seine Patienten durchgeführt wird, kann darum andere Inhalte aufweisen als ein Aufbaukurs in der Praxis eines Psychotherapeuten.

Wir haben deshalb für die Darstellung des Aufbaukurses im vorliegenden Buch auch eine andere Form als für die des Grundkurses gewählt. In diesem Kapitel wollen wir dem Leser einen *Überblick* über mögliche, in einem Aufbaukurs zu behandelnde Themen geben.

Letztlich wird sich jeder Übungsleiter das auswählen, was seinem Erleben naheliegt. Es handelt sich unserer Intention nach also um Vorschläge.

Vorsatzbildungen erarbeiten wir in Aufbaukursen nur exemplarisch. Meist werden hierfür von den Teilnehmern eher „neutrale" Themen, wie z.B. die Raucherentwöhnung, gewählt. Es geht uns bei dieser Arbeit vor allem um das Informieren der Gruppenmitglieder über die Möglichkeiten, die Vorsatzbildungen bieten. Die Übenden sollen sich einen Überblick verschaffen können und die Grundzüge der Entwicklung einer Vorsatzbildung verstanden haben. Mit „persönlichkeitsspezifischen Vorsatzbildungen" gehen wir nur im Einzelgespräch um. Für uns haben die Vorsatzbildungen als „Methode einer differenzierten Psychotherapie" (H. und K. Binder, 1987) großes Gewicht, und wir widmen ihnen deswegen in diesem Buch auch ein eigenes Kapitel.

An Volkshochschulen Aufbaukurse abzuhalten, ist sicherlich in höchstem Maße problematisch. Die Grenze zur Therapie wird rasch überschritten werden, und diese hat in der „Erwachsenenfortbildung" definitionsgemäß keinen Platz.

Mit Bedacht vermeiden wir das Wort „fortgeschritten" in der Ankündigung von Aufbaukursen. Hierdurch werden leicht Erwartungen geweckt, die sich auf etwas Besonderes richten. Dementsprechend melden sich für solche als „fortgeschritten" angekündigten Kurse häufiger Menschen, die von dem Grundkurs irgendwie enttäuscht wurden und sich nun — vielleicht bei einem neuen Kursleiter — doch noch das erwartete oder erhoffte „durchschlagende" Erlebnis verschaffen wollen. Sie werden meist erneut enttäuscht werden. Autogenes Training wird — verantwortungsbewußt vermittelt — niemals etwas Spektakuläres sein. Es handelt sich um die Möglichkeit eines Weges nach innen. Und der ist immer leise und unprätentiös.

6.2
Schulter-Nacken-Übung

„Schulter-Nacken warm und weich."
Die Schulter-Nacken-Übung hat sich uns vor allem aus zwei Gründen bewährt. Zum einen bedeutet sie eine wertvolle Ergänzung bei der Wahrnehmung der körperlichen Entspannung. Zum anderen eignet sich gerade diese Übung hervorragend, eine Kurz- oder Teilentspannung durchzuführen (s. Abschn. 6.4).

Schon J. H. Schultz wies darauf hin, daß das Schulter-Nacken-Feld eine Sonderstellung im Körper einnimmt. Aus eigener Erfahrung werden die meisten Menschen bestätigen können, daß sich hier besonders leicht Verspannungen einstellen. Dies rührt nicht nur von Fehlhaltungen im Bewegungsapparat her. Auch seelisches Erleben drückt sich dabei in vielfältiger Weise aus. Der Volksmund vermittelt anschaulich dieses Wissen („von Gram gebeugt", „das Kreuz gebrochen"). Auch eine innerseelische Abwehrhaltung aus (unbewußter) Angst vor äußeren Angriffen kann sich in chronifizierten Verhärtungen der Muskulatur mit all den bekannten schmerzhaften Folgen bemerkbar machen.

Da jedoch gerade dieser Körperteil unserem bewußten Erleben rasch zugänglich ist, eignet er sich auf besondere Weise, durch prophylaktisches Üben i.s. einer Umkehr des Ausdrucksgesetzes, den betreffenden Menschen zu einer gelassenen Haltung zu führen. Von entscheidender Bedeutung für die prophylaktische Anwendung ist allerdings, daß der Übende seine Aufmerksamkeit während des Tages wiederholt dem Schulter-Nacken-Feld zuwendet, um dort nachzugeben und weich zu werden. Ein tiefer Atemzug in Verbindung mit den Worten „Schulter-Nacken warm und weich" kann dies vermitteln.

Während des üblichen Trainings kann diese Übung als dritte im Anschluß an die Wärme eingeflochten werden. Ebenso ist es möglich, sie als siebte Übung zu verwenden. Modifikationen der Formel könnten lauten: „Nacken-Schulter weich und warm", „gelöst und warm", „entspannt und warm". Oder nach G. KRAPF: „Nacken-Schulter-Gebiet angenehm warm". SCHULTZ empfahl: „Schultern schwer. Ich bin ganz ruhig." Das „schwer" in dieser Formel kann jedoch zu unangenehmen Empfindungen führen, wenn dieses Wort von Menschen verwendet wird, die ohnehin schon „schwer" an der Last des Lebens tragen (H. BINDER, 1979).

Im Erfahrungsaustausch wird von den Kursteilnehmern recht häufig berichtet, daß sie erst durch diese Übung wahrgenommen haben, wie sehr ihr Schultergürtel verspannt gewesen sei. Treten während der Übung Schmerzen auf, so empfehlen wir, künftig vor dem Üben die Schulter-Nacken-Partie durchzubewegen.

6.3
Haut

Die Haut als eigenständiges Organ wird, solange sie nicht störend in Erscheinung tritt, im allgemeinen nicht wahrgenommen. Dementsprechend widmen die meisten Autoren (SCHULTZ, LUTHE, THOMAS, HOFFMANN 1979, 1997) lediglich den hier möglichen Störungen einige Zeilen. Für die genannten Autoren mag zusammenfassend HOFFMANN (1997) stehen, der bei „chronischen Hautleiden (Neurodermitis, chronisches Ekzem)" empfiehlt, „den Zirkel: Juckreiz - Kratzen - sekundäre Verschlimmerung" durch die Formel „Jucken ganz gleichgültig" oder „Haut kühl und unempfindlich" zu unterbrechen.

Obgleich die Absicht, den geschilderten Kreislauf zu unterbrechen, sinnvoll erscheint, befriedigt diese Art des Umgangs mit dem eigenen Körper nicht. Man könnte meinen, daß hier dem Motto gefolgt werden soll, „was stört, muß weg." Die Art der Formulierung legt jedenfalls nahe, daß ein Teil des Körpers ausgeblendet oder gar als nicht zugehörig betrachtet werden soll. Damit würde der Betroffene sich jedoch eine kreative Möglichkeit vergeben.

Diese ergibt sich jedoch aus der Herangehensweise von K.R. Rosa (1975). Er nimmt in seinen Ausführungen zu diesem Thema Facetten auf, die uns im AT immer wieder begegnen, *Sinnlichkeit* und *Ich-Stärkung*. Er beschreibt nämlich anschaulich, wie ihm seine Haut im „Medium Wasser" als „Fell" und damit als ihn schützende „Grenze zwischen drinnen und draußen" erlebbar wurde. Um diese „ganzheitliche Empfindung" auch außerhalb des Wassers zu „realisieren" entwickelte er die Formel: „Hüllen warm, meine Grenzen ruhig."

Hier wird die Haut als Übermittler eines positiven sinnlichen Erlebens unserer Körperlichkeit und damit als eine wichtige Quelle unseres Wohlbefindens dargestellt. Dieses Wohlbefinden kann zu unserem Identitätsgefühl und unserer „narzißtischen Grundsicherheit" (Anzieu, 1996) beitragen. Folgerichtig blendet Rosa in seiner Formel für die Anwendung bei einem juckenden Exanthem die Haut auch nicht aus, sondern er nimmt deren so wichtige Funktion in der Vermittlung der Grenze zwischen innen und außen auf, wenn er formuliert: „Grenze ruhig, Hülle angenehm kühl." Die Ich-Stärkung besteht in einer verbesserten Fähigkeit, zwischen einem selbst (Subjekt) und dem anderen (Objekt) unterscheiden zu können. Bei unseren Patienten mit einer Neurodermitis stellt dies einen wichtigen Aspekt dar, da sie oftmals übergriffiger Überbesorgtheit ihrer primären Bezugspersonen ausgesetzt waren.

Stangier et al. (1992) wiesen in einer umfangreicheren Studie auf den positiven Effekt des Autogenen Trainings bei Neurodermitis-Kranken hin.

Ein Übender mit einer gesunden Haut könnte in den normalen Übungsablauf die o.g. Formel („Hüllen warm, meine Grenzen ruhig") im Anschluß an die Wärme-Übung einflechten. Ein unter Neurodermitis leidender Mensch könnte statt dieser Formel bei der zweiten Übung formulieren: „Grenze ruhig, Hülle angenehm kühl", bzw. „Haut ganz ruhig und angenehm kühl" (Stangier et. al.) oder sich von den im Folgenden genannten Beispielen, die sämtlich von Neurodermitis-Kranken gefunden wurden, anregen lassen:

„Meine Haut ist angenehm kühl."
„Meine Haut ist glatt und heil."
„Haut geschmeidig und feucht."
„Meine Haut ist heil und schützend."

6.4
Konzentrationshilfen

6.4.1
Sinn und Ziel von zusätzlichen Hilfen

In diesem Abschnitt stellen wir einige Hilfen, die sich bei der Einleitung und
Vertiefung des entspannten Zustandes bewährt haben, zusammen. Sie sind
aus der praktischen Arbeit hervorgegangen. Etwas völlig Neues stellen sie
nicht dar. Der mit den Suggestivmethoden Vertraute wird Bekanntes wie-
derfinden. In der Zusammenfassung sollen sie dem künftigen Übungsleiter
ein „Repertoire" an die Hand geben, das er nach Bedarf und eigener Erfahrung verwenden kann. Es geht also nicht um eine „Verbesserung" des Autogenen Trainings. Ohnehin kommt dabei häufig nur eine „Verwässerung"
zustande. Es handelt sich auch nicht um eine Modifikation des AT. Vielmehr
sind es Anregungen, die unseren Kursteilnehmern „in Zeiten der Not", unter ungünstigen äußeren und innerseelischen Bedingungen eine Hilfe sein
sollen. Ein Beispiel mag dies erläutern:

Ein 36jähriger Ingenieur berichtet zu Beginn des Aufbaukurses: „Das Autogene Training klappt
hervorragend, wenn ich zu Hause bin und meine Ruhe habe. Aber wenn ich gereizt oder nervös
bin oder sonst irgendwie unter Druck stehe, kann ich es vergessen."

Diesen sehr motivierten und ohnehin schon häufig übenden Mann würde
der Kursleiter völlig unnötigerweise auf den Zusammenhang zwischen
Übungsfleiß und Erfolg hinweisen. Ihm und der Sache des AT werden wir
besser gerecht, wenn wir in einem solchen Fall eine konkrete Hilfestellung
anbieten können.
    Die aufgeführten Hilfen weisen zwei Gemeinsamkeiten auf: Zum einen
bewirken sie stets eine Ablenkung von störenden Geräuschen oder bedrängenden Gedanken. Zum anderen ergibt sich aus der Hinwendung auf die
vorgegebene Konzentrationshilfe eine Verminderung des Informationsflusses zum Zentralnervensystem (s. Abschn. 2.2). Dadurch gelingt die folgende Bewußtseinseinengung auf die körperlichen Entspannungsphänomene
des AT besser.

Betonen möchten wir an dieser Stelle, daß es sich bei unseren Anregungen unserem Verständnis nach um „Zwischen- oder Übergangslösungen" handelt. Ziel unserer Bemühungen um die organismische Umschaltung wird immer sein, daß der Übende sich hinsetzt oder -legt, die Augen schließt – und geschehen läßt.

Kurz wiederholt seien an dieser Stelle noch einmal die bereits in Abschnitt *5.1.10* erwähnten Hilfestellungen:

– Bewußte Hinwendung auf einzelne Körperteile in der Reihenfolge: rechter Arm, linker Arm, rechtes Bein oder sogar: rechte Hand, rechter Unterarm, rechte Schulter usw.
– Lautes autosuggestives Vorsprechen der Übungsformeln.
– Verknüpfung der Formeln mit Ein- und Ausatmung „Arm ... schweeeer."
– Fraktioniertes Üben: Sich hinsetzen oder -legen, die Augen schließen, eine Minute üben, zurücknehmen, eventuell sich recken, die Augen wieder schließen, erneut auf die erste Übung im AT konzentrieren, wenn nötig, noch einmal zurücknehmen, bis schließlich der „Anschluß" an das Entspannungserlebnis gefunden wurde. Auf die Verknüpfung von Außengeräuschen mit dem Entspannungserlebnis gehen wir noch einmal gesondert ausführlicher ein, als es in Abschnitt *5.1.10* geschehen ist (siehe Abschn. *6.3.5*).

6.4.2
Einengung des Bewußtseins auf eine Übung

Bereits spontan entdecken viele Kursteilnehmer die Möglichkeit, den entspannten Zustand mittels einer einzigen Übung herzustellen. Auskunft über das Ergebnis einer Untersuchung zu diesem Thema gibt die Tabelle 6-1. Viele Übungsteilnehmer „entdecken" für sich schon nach kurzer Zeit eine bevorzugte Übung, mit deren Hilfe sie die organismische Umschaltung rascher herstellen können als mit den anderen Übungen. Nach den Antworten in Tabelle 6-1 handelt es sich dabei vor allem um die Schwere-, die Wärmeübung und das Atemerlebnis. Werden Teilnehmer von Oberstufenkursen befragt, verschiebt sich das Ergebnis weiter zugunsten der Atmung. Sie erscheint uns als stets vorhandener Vorgang besonders geeignet für unser Vorhaben. Sinngemäß gilt die im folgenden gegebene Anleitung aber auch für alle anderen Einzelübungen des AT.

Tabelle 6-1: Antwort auf die Frage: Durch welche Übung können Sie am raschesten den entspannten Zustand herstellen? (Nach K. Binder, 1987) n = 330, Mehrfachantworten möglich.

	n	in Prozent
Schwere	167	51
Wärme	135	41
Atmung	65	20
Herz	11	3
Leib	16	5
Kopf	4	1
wechselnd	25	8
keine Antwort	83	25

Der Teilnehmer nimmt seine gewohnte Körperhaltung ein, schließt die Augen und engt sich mit seinem Erleben vollständig auf das Heben und Senken des Brustkorbs oder Leibes ein. Er kann dabei mit seiner „inneren Stimme" den Satz wiederholen: „Brustkorb (Leib) hebt sich (und) senkt sich."

Gelingt die bewußtseinsmäßige Einengung auf die Atmung gut, so wird immer wieder mit Erstaunen berichtet, daß „innerhalb kurzer Zeit der ganze Körper schwer und warm" wurde.

Die Erfahrung, daß durch eine einzelne Übung die organismische Umschaltung erreicht werden kann, bedeutet nun nicht, daß der Übende künftig auf die anderen fünf Übungen als „schmückendes Beiwerk" verzichten sollte. Dadurch würde er sich die Möglichkeit nehmen, seinen Körper als Ganzheit zu erleben. Die Einleitung durch eine einzelne Übung bedeutet lediglich die Einstimmung auf die Gesamtumschaltung.

6.4.3
Seufzeratmung

Es handelt sich bei dieser Vorübung um eine wirksame Einleitungshilfe für Menschen, die mit erhöhter Anspannung oder Nervosität an das AT herangehen. Dahinter steht die Überlegung, daß es wenig sinnvoll ist, sich bei hochgradiger Anspannung, Nervosität oder in akuten Belastungssituationen „zur Ruhe zwingen" zu wollen, wie es weniger Erfahrene im AT immer wieder versuchen. Viel sinnvoller ist es in solchen Fällen, die Anspannung im körperlichen Bereich zunächst einmal zu verstärken, um dann nach dem Prinzip der einander in ihrer Wirkung verstärkenden Gegensätze von dieser übersteigerten Anspannung in die Entspannung „hineinzufallen".

Dabei geht der Übende folgendermaßen vor: Nach einem sehr tiefen Atemzug läßt er die Atmung mit einem „Seufzer" wieder entweichen. Er kann die Wirkung verstärken, indem er nach Art der Jacobson-Relaxation die Luft einige Sekunden anhält, bevor er ausatmet, oder — als weitere Verstärkung — indem er am Ende der Einatmungsphase Arme und Beine für einen Moment isometrisch anspannt. Neben der Ablenkung, die dieses Vorgehen bewirkt, kommt es in der Ausatmungsphase aufgrund der Passivität und durch die vorangehende Muskelkontraktion (Kontrasterlebnis und Durchblutungsvermehrung) zu einer deutlichen Entspannung der Muskulatur und der Blutgefäße der Haut. Der Vorgang kann zwei- bis dreimal wiederholt werden. Nach jedem Seufzer ist eine Pause einzulegen, in der die sich entwickelnden Entspannungsempfindungen wahrgenommen und erlebt werden. Die Pausen dürfen nicht zu kurz sein, damit es nicht infolge zu starker Kohlensäureabatmung zu Schwindelerscheinungen kommt.

6.4.4
Einleitung mit Musik

Die Musik dient bei dieser Übung nicht dem Kunstgenuß, auch wollen wir keine „musikalische Untermalung" (HOFFMANN) praktizieren, sondern sie soll uns, wie auch die anderen Hilfen, als Leitschiene zur Verbesserung der Bewußtseinseinengung dienen. Hierzu benötigen wir eine ruhige Instrumentalmusik, der wir unsere ganze Aufmerksamkeit zuwenden. Wir werden erleben, wie unser Körper auf den *Reiz* der Bewußtseinseinengung vermittelnden Musik die *Antwort* organismische Umschaltung gibt. Hierzu der Bericht einer 42jährigen Sportlehrerin:

„Nach einer Marathonkonferenz in der Schule mit sehr unangenehmen Auseinandersetzungen unter den Kollegen kam ich nach Haus und war mit der Welt fertig. Zum Joggen war ich zu müde und zum AT zu kribbelig. Ich habe mir dann den ersten Satz der 6. Sinfonie von Beethoven aufgelegt und bin damit in eine ganz tiefe Entspannung hineingekommen. Hinterher war ich wie neugeboren."

6.4.5
Einleitung mit Hilfe von Verknüpfungen

Oft genug wird uns in unseren Kursen vom Mißlingen des Entspannungstrainings berichtet, weil Außengeräusche als störend empfunden wurden. Im Umgang mit solchen Störungen wird der gleiche Fehler stets wiederholt: Der Übende hatte sich darauf eingestellt, „Ruhe" zu haben, statt dessen mäht vielleicht der Nachbar „gerade jetzt" seinen Rasen oder die Kinder „müssen" vor dem Fenster Fußball spielen. Folgt der Entspannungssuchende nun seinem Impuls und schimpft vor lauter Ärger los, so werden vielleicht die Kinder das Fußballspielen aufgeben, aber der Weg zur Entspannung ist durch die Gefühlswallung verbaut. In ähnlicher Weise gilt dies für störende Gedanken. Der Bericht eines 35jährigen Arztes steht beispielhaft für viele andere ähnliche Klagen:

„Da habe ich mich endlich von allem freigemacht. Die Tür ist zu, die Kinder sind zum Stillsein ermahnt. Endlich Ruhe! Kaum habe ich mich hingelegt, beginnt sich das Karussell in meinem Kopf zu drehen: Was ich noch alles erledigen muß, was ich vergessen habe. Dann versuche ich es ein paar Mal mit dem Entspannen, und schließlich stehe ich wieder auf und sage mir, es hat ja doch keinen Zweck."

Die nun geschilderte Methode eignet sich vorzüglich, gerade in den soeben dargestellten Fällen doch noch den Weg in die Entspannung zu finden. In dieser Methode drückt sich die Tendenz zum Geschehen und Loslassen aus, und dies entspricht u.a. dem Grundprinzip des AT. Das Entwede- Oder führt in die Sackgasse. „Entweder ist es draußen unruhig oder ich kann mich entspannen", läßt meist den Lärm als Sieger aus solchen Alternativen hervorgehen. Warum sollen nicht zwei Dinge nebeneinander Platz haben? Das Sowohl-als-Auch führt meist weiter.

Die Methode wurde von MILTON H. ERICKSON verwendet. GRINDER/BANDLER haben sie beschrieben (1984) und bezeichnen sie als „linkage"(= Verknüpfung). Das Prinzip besteht in der Verknüpfung von zwei Sachverhalten, die eigentlich nichts miteinander zu tun haben. Wenn A vorhanden und nachweisbar ist, muß B, das es noch nicht gibt, allein durch die Verknüpfung mit A wahrscheinlich gemacht werden können. Zum Beispiel: „Während ich draußen die Kinder toben höre und mich darüber ärgere, liege ich hier drinnen auf meinem Sofa, und meine Arme und Beine können sich langsam lösen."

Verknüpfungen können durch die Worte *und, während, wenn, indem* gebildet werden. Ich verknüpfe etwas Vorhandenes mit etwas, was ich herbeiführen möchte. In unserem Fall also beliebige Außenreize optischer, akustischer oder taktiler Natur bzw. beliebige Innenreize (z.B. Ärger) mit Entspannungsphänomenen.

Beispiel: „Indem ich draußen die Autos vorbeifahren höre ... und während ich das Bild an der Wand gegenüber sehe ... und indem ich spüre, wie meine Hände auf den Sessellehnen aufliegen ..., kann sich die Schwere langsam in Armen und Beinen bemerkbar machen."

Der Vorgang kann einige Male wiederholt werden, bis ich das Gefühl habe, von dem mich störenden Reiz genügend Abstand gewonnen zu haben.

Wichtig ist bei Anwendung der Methode, daß sie nicht überfordert wird. Es ist wenig sinnvoll, eine Verknüpfung mit einem Inhalt herzustellen, der nicht erreichbar ist. Ich werde also sicherlich nicht sagen: „Und während ich mich noch über meinen Nachbarn ärgere, sinke ich augenblicklich in einen tiefen Entspannungszustand." Die Erfolge können jedoch recht eindrucksvoll ausfallen:

Eine 55jährige Hausfrau übte seit zwei Jahren mit Erfolg AT, u.a. auch während der Mittagsstunde. Nun beklagte sie sich darüber, daß seit mehreren Wochen durch Baulärm an eine Mittagsruhe gar nicht mehr zu denken sei: „Ich liege da und ärgere mich." Später verknüpfte sie den Baulärm mit den erwünschten Entspannungszeichen und konnte die organismische Umschaltung wieder erreichen!

6.4.6
Rückwärtszählen

Das Rückwärtszählen ist eine bekannte Technik der Hypnoseeinleitung. Auch hier wird eine Verknüpfung hergestellt. Der Übende sagt sich: „Ich werde jetzt von zwanzig bis null zählen, und wenn ich bei null angekommen bin, können sich Arme und Beine langsam entspannen." Diese Methode eignet sich auch gut zur Vertiefung eines bereits eingeleiteten Entspannungsvorganges.

6.4.7
Konvergenzstellung der Augen

Diese Veränderung der Augenstellung ist seit alters her als entspannungs- und meditationsfördernd bekannt. Auch J. H. SCHULTZ erwähnt sie in seinem Standardwerk. Er vermutet, daß für die beschriebene Wirkung —"eine vielfach ruckhaft einsetzende, überwältigende ... Vertiefung der Selbstumschaltung" — die räumliche Nähe der Augenmuskelkerne zu bestimmten vegetativen Zentren im Hirnstamm verantwortlich ist.

K. BINDER hat die gleichen Veränderungen im Erleben der Entspannungsintensität beobachten können, wenn er Übenden, die die Wendung der Augen nach oben und innen als anspannend erlebten, riet, diese ein wenig nach unten und innen zu richten. Eine ähnliche Wirkung zeitigt auch die Vorstellung, auf einem Hof zu stehen und durch das geöffnete Hoftor nach draußen zu schauen. H. BINDER empfiehlt in seinen Kursen: „Richten Sie (bei geschlossenen Augen) den Blick weit in die Ferne, als ob Sie am Meeresstrand stehen und gegen den Horizont blicken würden."

Die jeweils ähnliche Wirkung dieser Techniken spricht dafür, daß auch hier der gemeinsame Wirkungsfaktor wieder in der Bewußtseinseinengung besteht, wie sie für die zuvor beschriebenen Konzentrationshilfen durchgehend beschrieben werden konnte.

Bei etwa jedem vierzigsten Kursteilnehmer tritt übrigens das Phänomen der Konvergenzbewegung der Augen spontan im Zustand tiefer Entspannung auf. Ein 35jähriger Kaufmann berichtete in diesem Zusammenhang von einem „überwältigenden" Entspannungserlebnis, das gekennzeichnet war durch „tiefe Ruhe, ein Gefühl völligen Losgelöstseins und ein alles durchdringendes Glücksgefühl".

Der Kursteilnehmer geht am besten so vor, daß er sich vor Beginn des Übens einmal durch das Vorhalten der Zeigefingerspitze vergegenwärtigt, welchen Punkt er nachher bei geschlossenen Augen anvisiert. Dabei ist jedes unangenehme Spannungsgefühl aber sofort Anlaß, die Konvergenzstellung aufzugeben. Der Übende sollte dann auf eine der o. g. Techniken übergehen.

6.4.8
Verknüpfung mit der Eigenfarbe

Dieses als erste Übung der Oberstufe von SCHULTZ beschriebene Phänomen sprechen wir in unseren Aufbaukursen nur an, wenn es bereits spontan von Kursteilnehmern berichtet wurde. Schon SCHULTZ geht in seiner Monographie darauf ein, daß gut geübte Teilnehmer ohne Fremdanleitung Farberlebnisse vor dem „inneren Auge" beobachten. Verdichten sich diese zum konstanten Erleben einer bestimmten Farbe, so sprechen wir von der „Eigenfarbe". Kursteilnehmer mit solchen Erfahrungen berichten dann immer auch von einem zugleich qualitativ sehr ausgeprägt empfundenen Entspannungszustand. Diese beiden Ausdrucksformen eines tiefen Versenkungszustandes kann man nun nach Art eines bedingten Reflexes miteinander verbinden. Das heißt, wenn ich beide Phänomene oft genug gleichzeitig erlebt habe, wird es mir möglich sein, durch die Vorstellung des einen Phänomens — hier die Eigenfarbe — das damit im bedingten Reflex verbundene andere Phänomen — den tief entspannten Zustand — zu erreichen. Noch einmal sei jedoch betont, daß diese Übung nur denjenigen vorbehalten bleiben sollte, die beide Erscheinungsformen tiefer Entspannung bereits nebeneinander erlebt haben.

In der praktischen Durchführung schließt der Übende die Augen und stellt sich seine Eigenfarbe vor. Gut geübte Teilnehmer berichteten von intensiven, sich in sehr kurzer Zeit vollziehenden Entspannungserlebnissen.

6.5
Teil- und Kurzentspannung

Wer die dem AT innewohnende Bandbreite aller Anwendungsmöglichkeiten ausloten möchte, wird in Teil- und Kurzentspannungen eine wertvolle Bereicherung finden. Diese Form der Entspannung eignet sich vorzüglich zur Prophylaxe gegen Überreizungen und Überanspannung. Durch eine kurzzeitige Entspannung, die für die Umgebung unmerklich erfolgen kann, gewinnt der Übende Abstand zu sich selbst und zu den ihn bedrängenden Problemen. Gerade in der Beziehung zu anderen Menschen bedeutet dies ein Loslassenkönnen und damit oft eine Verbesserung der Beziehungsqualität.

Fallbeispiel
Eine 40jährige Hausfrau traktierte ihre zwölfjährige Tochter ständig mit Verhaltensmaßregeln, bevor sie diese zu fremden Menschen gehen ließ. Die Tochter hörte schließlich gar nicht mehr zu, was wiederum die Mutter sehr kränkte. Diese Konstellation änderte sich erst, als die Mutter mit Hilfe des AT gelernt hatte, sich zurückzunehmen und damit die Tochter losließ. Sie verwendete dazu die Schulter-Nacken-Übung, indem sie jedesmal, wenn sie sich dabei ertappte, wieder „gute Ratschläge" geben zu wollen, tief einatmete und anschließend beim Ausatmen die Schultern entspannte.

Natürlich kann eine solche Teil- oder Kurzentspannung mit jedem beliebigen Körperteil erfolgen. Neben dem Schulter-Nacken-Bereich eignet sich zum Beispiel auch ein auf einer Stuhllehne bequem gelagerter Arm für eine Teilentspannung. Weiß der Übende, daß er in Streßsituationen zu Magenreaktionen neigt, so kann er in einem entsprechenden Fall die Leibwärme einstellen. Dem Erfindungsreichtum des einzelnen sind hier keine Grenzen gesetzt.

Mit der Zeit wird der gut Geübte durch AT eine so genaue Körperwahrnehmung erworben haben, daß er Verspannungen im Frühstadium vorbeugen kann. Für die geschilderten Formen der Kurz oder Teilentspannung braucht der Mensch nur wenige Sekunden bis Minuten. Gelegenheiten ergeben sich im Lauf eines Tages viele, zum Beispiel das Warten in einer Schlange (Vorsicht bei Hypotonie!) oder die Pause vor einer roten Ampel. K. PINGSTEN nennt diese Gelegenheiten „Zeitnischen" (pers. Mitteilung). Aus ihnen kann man Gewinn ziehen, wenn man sie zu *Entspannungsnischen* macht.

6.6
Umgang mit Schmerzen

Den Umgang mit Schmerzen betrachten wir unter zwei Gesichtspunkten, den der *Schmerzentstehung* und den der *Schmerzverarbeitung.* In der Behandlung dieses Themas knüpfen wir an physiologische und pharmakologische Modellvorstellungen an. Nehmen wir an, jemand leidet aufgrund einer Verstauchung an einem schmerzhaften Bluterguß im Fußgelenk. Die korrekte medizinische Behandlung besteht in einer Hochlagerung, Ruhigstellung und Kühlung des betroffenen Fußes. Reicht dies nicht aus, um die Schmerzen auf ein erträgliches Maß zu reduzieren, wird der Arzt Schmerzmittel verordnen. In erster Linie kommen hier peripher wirkende Medikamente in Frage. Sie wirken den Substanzen, die am Ort des Geschehens den Schmerz erzeugen und vermitteln, entgegen. Aspirin ist zum Beispiel ein solches Medikament. Reicht dies nicht aus, wird der Arzt zu etwas Stärkerem raten. Diese stärkeren Mittel beeinflussen nun nicht mehr die örtlichen Veränderungen, sondern entfalten ihre Wirkung im Gehirn am Ort der Schmerzverarbeitung (= zentraler Angriffsort). Als Beispiel sei das Kodein genannt.

Anknüpfend an dieses Modell untersuchen wir nun den möglichen Einfluß des AT auf die periphere Schmerzentstehung und die zentrale Schmerzverarbeitung.

Bei der Erarbeitung der Grundstufe haben wir gesehen, daß wir durch Vorstellungen Gefäßveränderungen (Weitstellung der Blutgefäße der Haut) erzeugen können. Ebenso können wir natürlich auch bei entsprechender Übung eine Verengung dieser Gefäße erreichen. Verstauchen wir uns also zum Beispiel den Fuß, so werden wir uns entsprechend dem üblicherweise erfolgenden Kühlen im entspannten Zustand vorstellen: „Fußgelenk angenehm kühl und unempfindlich" (= peripherer Zugang). Der entspannte Zustand wird jedoch gleichzeitig auch zu einer Änderung in der Schmerzverarbeitung führen. *Entspannung, Entängstigung und Ablenkung* werden uns den Schmerz nicht mehr derart akut und scharf fühlen lassen, wie dies zuvor der Fall gewesen ist (=zentraler Zugang). Ein anderes, sehr häufig vorkommendes Beispiel stellt der Besuch beim Zahnarzt dar. Die hierfür mögliche Vorbereitung kann schon im Wartezimmer beginnen. Bereits hier kann der Patient sich entspannen. Auf dem Behandlungsstuhl läßt sich die Entspannung durch die Sammlung auf den Atmungsvorgang („Leib/Brustkorb hebt sich ... senkt sich") verstärken. Solange der Übende seine Aufmerksamkeit an das Atemerlebnis knüpfen kann, wird die Behandlung weit weniger belastend verlaufen als üblich. Natürlich findet diese Methode ihre Begrenzung in der individuell gegebenen Schmerzempfindlichkeit und dem Übungsstand des Patienten im AT.

Wird die Vorstellung von Wärme oder Kühle für die Linderung von Schmerzen verwendet, so gilt die Faustregel: Wo man üblicherweise eine Wärmflasche appliziert, stellt der Übende sich Wärme vor. Wären kalte Umschläge indiziert, so wird in der schmerzenden Körperregion Kühle suggeriert.

Eine Selbstverständlichkeit sei noch einmal unterstrichen: Kein unklarer Schmerzzustand sollte mit AT angegangen werden. „Vor jede Therapie haben die Götter die Diagnose gesetzt", lautet eine alte Medizinerregel. An sie sollten wir uns in jedem Fall halten. Bei vielen diagnostisch bereits eingeordneten Schmerzzuständen kann AT hingegen eine wirkungsvolle unterstützende Hilfe sein. Dies gilt insbesondere für alle chronischen Schmerzen.

Fallbeispiel
Eine 46jährige Rentnerin kam nach 23 (!) Wirbelsäulenoperationen mit nachfolgender inkompletter Tetraparese wegen eines überhöhten Schmerz- und Schlafmittelgebrauches zur Behandlung. Sie erlernte das Autogene Training in zwölf Terminen. Nach einem halben Jahr war sie in der Lage, mit einem Drittel der zuvor benötigten Schlaf- und Schmerzmittelmenge auszukommen. Darüber hinaus fand sie in der organismischen Umschaltung täglich neue Kräfte.

Ein spezielles Problem ist die Migräne. Für ihre Beeinflussung eignet sich vor allem die prophylaktische Wirkung des AT. Regelmäßiges Üben kann die Frequenz und Intensität der Anfälle deutlich reduzieren. Im Migräneanfall ist entscheidend, wie frühzeitig der Betroffene zum Üben kommt. Mitunter läßt sich bei frühzeitig einsetzender Entspannung der Migräneanfall in seinem weiteren Verlauf durch die vegetative Gesamtumschaltung unterbrechen. Je nach persönlicher Eigenart kann aber auch die Vorstellung von Kühle oder auch von Wärme im Bereich der betroffenen Stirnseite den Anfall abfangen. Die dargestellten Wirkungen des AT auf Schmerzempfinden und Schmerzverarbeitung lassen sich folgendermaßen zusammenfassen:

1. Ein örtlicher Zugangsweg durch Verminderung oder Vermehrung der Durchblutung.
2. Eine zentrale Beeinflussung, die auf zwei Wegen erfolgt:
   – Unterbrechung des Teufelskreises „Schmerz—Angst—Anspannung—Schmerz" durch die organismische Umschaltung.
   – Ablenkung durch Bewußtseinseinengung.

6.7
Umgang mit Schlaflosigkeit

Wir unterscheiden zwischen *funktioneller* und *symptomatischer* Schlaflosigkeit. Von *symptomatischen* Schlafstörungen sprechen wir, wenn diese Folge einer körperlichen oder ernsthaften seelischen Erkrankung sind. So treten zum Beispiel Schlafstörungen im Zusammenhang mit einer Überfunktion der Schilddrüse, mit Durchblutungsstörungen des Gehirns oder mit einer Psychose auf. Selbstverständlich ist hier das Grundleiden zu behandeln, womit dann eine Besserung bei der Schlafstörung zu erwarten ist.

Im folgenden soll es ausschließlich um die *funktionellen* Schlafstörungen gehen. Sie sind deutlich häufiger als die symptomatischen (etwa zwei Drittel zu einem Drittel).

Zur Klärung unseres Verständnisses von Schlafstörungen noch eine Vorbemerkung: Wir sprechen nicht von Schlafstörungen, wenn jemand eine Nacht wachliegt. Dies ist im Einzelfall zwar lästig, nichtsdestoweniger aber als normal anzusehen. Hält dieser Zustand jedoch über mehrere Wochen an, so liegt eine Schlafstörung vor. Selbstverständlich kann aber das AT bei nur einer durchwachten Nacht ebenso hilfreich angewendet werden wie bei einer „echten" Schlafstörung.

Aus der Schlafforschung wissen wir außerdem, daß zwischen dem subjektiven Empfinden von Schlaflosigkeit und dem objektiv nachweisbaren Ausmaß (z.B. durch eine EEG-Ableitung während der Nacht) der schlaffreien Phasen ein großer Unterschied besteht. Subjektiv hat also der Betroffene das Empfinden, „die ganze Nacht wachgelegen" zu haben. Objektiv ist jedoch eindeutig zu belegen, daß immer wieder kürzere oder längere Schlafphasen aufgetreten sind. Kann diese Tatsache dem Schlafgestörten nähergebracht werden, so bedeutet dies bereits eine Entlastung und ermöglicht dem Betroffenen vielleicht den Ausstieg aus dem im folgenden geschilderten Teufelskreis.

Der Schlafgestörte fühlt sich nämlich im allgemeinen seinem Problem gegenüber völlig ausgeliefert: „Ich muß doch einfach schlafen, schließlich soll ich morgen wieder leistungsfähig sein." Am nächsten Morgen wird er dann übelgelaunt aufstehen und das Gefühl haben, die Nacht sei ihm etwas schuldig geblieben. Damit tritt er in den zweiten Teil des Teufelskreises ein: „Ich habe ja nicht geschlafen, also fühle ich mich nicht leistungsfähig." Sofort folgt dann in Gedanken der dritte Teil: „Hoffentlich schlafe ich bloß heute nacht." Mit diesem Gedanken setzt sich der Schlafgestörte immer weiter unter Druck, und der Anspruch, schlafen zu müssen, steigert sich mit jeder Nacht und verhindert so auf sichere Art und Weise eine Auflösung des Problems.

Kurzgefaßt kann formuliert werden: Schlafen wird nur derjenige, der die Forderung zu schlafen aufgegeben hat. Da der Schlaf ein unwillkürlicher Vorgang ist, kann er durch bewußtes Wollen sofort gestört werden. Nur wer sich losläßt, wer geschehen lassen kann, wird auch schlafen können. Und damit sind wir bei den Möglichkeiten, die das Autogene Training uns im Umgang mit diesem Problem bietet.

Regelmäßig geübtes AT fördert an sich schon Absichtslosigkeit, Loslassen- und Geschehenlassenkönnen. So wie bei der Durchführung des AT jeder Zwang den Erfolg verhindert, so verhindert eine gesteigerte Erwartungshaltung den Schlaf. Der Schlafgestörte muß nicht nur diese Erwartungshaltung aufgeben, er darf die Besserung seines Problems auch an keinen Termin binden. „In zwei Monaten muß das aber behoben sein" ... „Vor meinem Examen will ich das weg haben" sind sichere Wege zur Zementierung der Störung.

Täglich geübtes AT kann die Grundeinstellung eines Menschen der Schlaflosigkeit gegenüber verändern. Hinzu kommt die Möglichkeit, nachts AT nach dem Prinzip zu üben: „Es ist gescheiter, sich zu entspannen als wachzuliegen und sich zu ärgern." Dieses absichtslose Entspannen bahnt den Schlaf. Außerdem schafft auch die Entspannung im Autogenen Training durch die damit einhergehende trophotrope Umschaltung im vegetativen Nervensystem Erholung, so daß die Nacht nicht vollständig „verloren" ist. Dementsprechend wird der Anspruchsdruck an die nächste Nacht geringer werden.

Unter praktischen Gesichtspunkten hat es sich bewährt, neben dem Atemerlebnis die Leibwärme-Übung in den Mittelpunkt des nächtlichen Übens zu stellen. Wirkt beim passiven Atemerlebnis besonders die Monotonie der sich wiederholenden Atembewegungen schlaffördernd, so ist es bei der Leibwärme die spezifische Wirkung einer vegetativen Umschaltung im Bauchraum. Beiden ist die durch die vollzogene Bewußtseinseinengung resultierende Ablenkung von störenden Gedanken zu eigen.

7
Vorsatzbildungen

7.1
Vorbemerkung

Das Thema Vorsatzbildungen hat zu vielen Mißverständnissen Anlaß gegeben. In der Trivialliteratur wird es mit unrealistischen Versprechungen dargestellt, so als bräuchte man nur die „richtige" Vorsatzbildung, und schon sei das entsprechende Problem gelöst. Auf der anderen Seite werden starke Vorbehalte, ja Vorwürfe geäußert: Es handele sich um gebetsmühlenartig heruntergeleierte Beeinflussungen, die bestenfalls ein Symptom durch ein anderes ersetzen könnten.

J. H. Schultz und W. Luthe (1962) weisen auf die Verwandtschaft zu den „posthypnotischen Aufträgen" hin. Die autogen zu erarbeitenden „formelhaften Vorsatzbildungen" zeichnen sich ebenso wie jene dadurch aus, daß sie im Hypnoid (=organismische Umschaltung plus fokussierte Aufmerksamkeit) angewendet werden. Allerdings werden die „posthypnotischen Aufträge" oftmals von einem Therapeuten vorgegeben und in einem durch diesen induziertes Hypnoid vermittelt, während die Vorsatzbildungen im allgemeinen das Ergebnis einer gemeinsamen Arbeit von Therapeut und Patient darstellen und ihre Wirksamkeit innerhalb des autogen entstandenen Hypnoids entfalten. Beiden gemeinsam ist das Phänomen, daß sie ihre Wirkung im Nachhinein, also nachdem der „Auftrag" erteilt wurde, entfalten. Diese besondere Wirkung hat wohl zu vielen Mißverständnissen und teilweise auch magischen Zuschreibungen Anlaß gegeben. Wurden doch die posthypnotischen Aufträge mitunter einer staunenden Öffentlichkeit unter Cabaret-Bedingungen demonstriert.

Wie können die Vorsatzbildungen nun wirklichkeitsgerecht eingeordnet werden? Und inwiefern stellen sie eine Bereicherung des durch die organismische Umschaltung bereits Erreichten dar?

7.2
Vorsatzbildungen in einem Aufbaukurs

Wenn wir uns in einem Aufbaukurs diesem Thema nähern, beginnen wir meist mit dem **ersten Hinweis**, daß die KT beim Erlernen und Erleben der Grundstufe die Erfahrung gemacht haben, daß sie mit einer *Vorstellung* eine Änderung ihrer Körperfunktionen bewirken konnten. Sie stellten sich beispielsweise vor, „mein Leib ist angenehm warm" und erlebten, daß sich nicht nur der Leib subjektiv wohlig warm anfühlte, sondern anhand der vermehrt auftretenden Darmgeräusche konnten sie auch nachvollziehen, daß diesem Geschehen eine Funktionsänderung des Darmes (Zunahme der Peristaltik) zugrunde lag.

Diese Erfahrung läßt sich auf psychische Prozesse übertragen. Auch unser Verhalten wird durch Vorstellungen stark beeinflußt. Auf dieser Tatsache beruht z.b. die Wirkung jeglicher Werbung. Ein den meisten KT geläufiges Beispiel stellt etwa das *Terminerwachen* dar. Vor dem Schlafengehen stellt der Übende sich eine bestimmte Zeit vor, zu der er erwachen will und meist schlägt er die Augen ein oder zwei Minuten vor der entsprechenden Zeit auf.

In der Arbeit an Vorsatzbildungen nun können wir uns diese Fähigkeit des Menschen, durch *Vorstellungen* sein *Verhalten* und seine *Einstellungen* zu verändern, zunutze machen. Dies leuchtet den KT ohne weiteres ein, so daß an dieser Stelle der Kursleiter in einem Aufbaukurs den nunmehr neugierig gewordenen KT die Frage stellen kann: „Woran möchten Sie arbeiten?"

Die Beantwortung dieser Frage erfolgt dem von K. BINDER entwickelten Konzept zufolge wie alle jetzt folgenden Arbeitsschritte in der durch die organismische Umschaltung möglich gemachten *Imagination*. In ihr „holt" der KT sich den Satz , „woran möchte ich arbeiten" vor sein inneres Auge. Er „öffnet" sozusagen seine „innere Bühne", auf der sich jetzt Gedanken, Gefühle, Bilder, Assoziationen und Körperreaktionen einstellen werden.

Dieser ersten Übung, die etwa zehn Minuten dauern könnte, folgt, wie aus allen vorangehenden Kursstunden gewohnt, der *Erfahrungsbericht*. Hier werden als erstes die Irritationen über diese bislang ganz ungewohnte neue Aufgabenstellung geäußert. Und es bedarf in der Tat einiger Übung, bis der KT diese neue Möglichkeit als einen sich eröffnenden *Raum der Kreativität* begreifen kann. Denn zunächst einmal fühlt er sich in der ihm bislang aus einem gelungenen AT gewohnten Ruhe gestört. Aber ähnlich, wie er bei der Aneignung der Grundstufe gelernt hat, mit seiner Aufmerksamkeit zwischen den Formeln und den diesen folgenden körperlichen Veränderungen *hin- und herzuschwingen*, wird er jetzt lernen, seine Aufmerksamkeit mal der in der Imagination gestellten Frage und mal den dieser Frage folgenden Antworten zuzuwenden.

Hier erfolgt durch den KL der **zweite Hinweis:**
Beim Erlernen der Grundstufe galt die Aufmerksamkeit des Übenden der Beziehung zwischen dem Ich und dem eigenen Körper. Der KT entwickelte eine Wahrnehmung für die auf die Formeln folgenden körperlichen Prozesse. In der Arbeit an den Vorsatzbildungen geht es nun um die Beziehung zwischen dem Ich und der dem Übenden eigenen psychischen Welt, wie sie sich in Bildern, Gefühlen, usw. manifestiert. Wie in jeder tiefenpsychologisch fundierten Psychotherapie fördern wir damit die „therapeutische Ich-Spaltung". Anders ausgedrückt, wir unterstützen die Introspektions- und Reflexionsfähigkeit des Übenden.

Auch hier gilt zunächst das Gleiche wie in der Grundstufe: Alles, was kommt ist „richtig", d.h. authentisch und dem Betreffenden zugehörig. Im Dialog in der Gruppe bzw. zwischen KT und KL wird das so gewonnene Material dann bearbeitet.

In unserem Fall richtet sich das Hauptaugenmerk, nachdem wir den Irritationen genügend Raum gegeben haben, auf die „inneren Antworten" der KT zu der von uns gestellten Frage. Unter diesen „Antworten" finden sich schwerwiegende Probleme, wie z.b. das Verlassenheitsgefühl einer sechzigjährigen Kursteilnehmerin, nachdem innerhalb eines Jahres beide Eltern sowie der Ehemann gestorben waren. Aber die KT sprechen auch Alltagsprobleme an, wie etwa das Abgewöhnen des Rauchens, die termingerechte Erledigung bestimmter Arbeiten oder die Schwierigkeiten beim morgendlichen Aufstehen.

Diese Situation gibt uns Anlaß für unseren **dritten Hinweis:**
Wir dürfen als KL nur ein Thema aufnehmen, das auch in der zur Verfügung stehenden Zeit unter Berücksichtigung unserer Verantwortung für die KT ausreichend zu bearbeiten ist. Deshalb werden wir der Teilnehmerin, die unter ihrer Verlassenheit litt, eine Einzelberatung anbieten. Wir könnten uns jedoch in dem zur Verfügung stehenden Setting sehr wohl z.B. den Schwierigkeiten beim morgendlichen Aufstehen zuwenden.

Allerdings werden wir als **vierten Hinweis** vorausschicken, daß wir uns nicht einbilden, auch das jetzt zur Sprache kommende Problem innerhalb der uns noch zur Verfügung stehenden zwei Kursabende erschöpfend bearbeiten zu können. Wer an dieser Arbeit ein weitergehendes Interesse hat, kann dieses dann z.B. in einer dem Kurs folgenden Einzelarbeit vertiefen. Wir werden jedoch innerhalb der vierten und fünften Stunde eines Aufbaukurses sehr wohl zeigen können, wie wir uns die Arbeit mit Vorsatzbildungen vorstellen. Mitunter sind die Erfolge dann unerwartet doch sehr beeindruckend.

Wir bitten jetzt den entsprechenden Protagonisten, nur ganz kurz (etwa 2-3 Minuten) sein Problem mit dem morgendlichen Aufstehen zu schildern:

Ein 45jähriger Angestellter berichtet, daß er morgens eigentlich um sechs aufstehen müßte, um in Ruhe den Tag beginnen zu können. Dies schaffe er nie. Seine Frau müsse ihn mindestens dreimal wecken. Darüber ärgere er sich ebenso wie seine Frau.

Nach dieser kurzen Schilderung wird die Gruppe gebeten, mit dieser Information erneut in der Entspannung eine Imagination durchzuführen.

In der darauf folgenden Gesprächsrunde werden unterschiedliche Facetten des Problems deutlich. Der Protagonist wird als letzter nach seinen Erlebnissen und auch danach gefragt, was ihn von den Schilderungen der anderen KT am meisten angesprochen habe. Nachdenklich meint er: „Merkwürdig, ich habe mich in meinem Bett gesehen, und es sehr genossen, wie meine Frau mich immer wieder geweckt hat." Dieses Erleben habe sich für ihn zu den Berichten zweier Kursteilnehmerinnen gefügt, die übereinstimmend berichtet hatten, wie in ihnen während der Imagination (in Identifikation mit der Ehefrau) Ärger aufgetaucht sei. Der KL nahm dies auf: „Sie fühlen sich wohl, und Ihre Frau ärgert sich." Nach kurzer Pause der Protagonist: „Ich glaube, ich hole mir da was umsonst - na ja, kein Wunder, daß meine Frau sich ärgert."

Die Kursstunde endete mit der Aufforderung an den Protagonisten, sich zu Haus zu überlegen, wie er die gewonnene Erkenntnis in einem Satz zusammenfassen könnte. Hierzu gab der KL eine Anleitung, wie eine Vorsatzbildung auszuformulieren wäre (s. 7.6).

In der nächsten Kursstunde berichtete der Protagonist, wie er nach einigen Versuchen zu dem Satz gekommen sei: „Es ist wunderschön, morgens um sechs aufzustehen." Zur Erläuterung fügte er an, er habe sich nach „der Erkenntis vom letzten Mal" seiner Frau gegenüber doch „ziemlich mies gefühlt" und gemerkt, daß er eigentlich morgens „gemütlich mit ihr frühstücken" wolle. Dementsprechend stelle er sich beim Einüben seiner Vorsatzbildung bildlich vor, wie er morgens „wenn der Wecker klingelt, gleich die Beine aus dem Bett schwinge". Danach käme das Bild, wie er „gemütlich" mit seiner Frau frühstückte und sie sich anschließend liebevoll voneinander verabschiedeten. Bislang klappe das morgendliche Aufstehen „ganz gut".

Weitere mögliche Implikationen dieser ehelichen Interaktion blieben bei dem vorangehenden Bericht unberücksichtigt. Die Erfahrung hat jedoch gezeigt, daß diese sich bei der weiteren Anwendung der Vorsatzbildung verdeutlichen würden.

Im vorliegenden Rahmen ging es auch nicht um Vollständigkeit, sondern um die Darstellung einer Möglichkeit des Umgangs mit dem Thema innerhalb eines Aufbaukurses im AT.

Im folgenden werden wir das Thema erweitern. Anhand der Fallbeispiele wird deutlich werden, daß die hier beschriebenen Problematiken im allgemeinen einer psychotherapeutischen Einzelarbeit vorbehalten sein werden.

7.3
Was können Vorsatzbildungen bewirken?

Hier lassen sich drei mögliche Schwerpunkte benennen:

1. Vorsatzbildungen können die Wirkungen der Grundstufe verstärken.
Wirkt die organismische Umschaltung für sich schon angstlösend, so kann eine Vorsatzbildung diese Wirkung noch verstärken.

Fallbeispiel
Ein 40jähriger Geschäftsmann hatte über mehrere Jahre wegen einer Autobahnphobie erhebliche Behinderungen bei der Ausübung seines Berufes hinnehmen müssen. In zehn Terminen erlernte er die Grund- und Aufbaustufe des Autogenen Trainings. In weiteren zehn, vierzehntägig stattfindenden, halbstündigen Gesprächen wurde anschließend eine Vorsatzbildung erarbeitet und begleitend zu unseren Gesprächen in die Praxis umgesetzt. Innerhalb des autogen herbeigeführten Hypnoids übte er zu Hause: „Ich kann ganz sicher sein, ich schaffe es." In diesem Satz konnte er alle seine zu diesem Problem aufgearbeiteten Assoziationen und Gefühle verdichten. Diesen Satz verknüpfte er im Autogenen Training mit dem Erleben tiefer Entspannung und Ruhe. Wann immer er jetzt auf der Autobahn in die für ihn prekäre Situation eines Überholvorganges hineinkam, atmete er einmal tief durch, entspannte den Schulter-Nacken-Bereich und wiederholte seine Vorsatzformel. Er überstand dadurch diese von ihm so gefürchteten Situationen zunehmend besser.

Vorsatzbildungen sind durch die Verstärkung der Wirkung der organismischen Umschaltung hilfreich bei der Bewältigung von Symptomen. Sie erhöhen die „Durchschlagskraft" der eigenen Bemühungen und verhelfen angelegten, zur Zeit jedoch blockierten Möglichkeiten im Leben eines Menschen zur Verwirklichung. Etwas nicht Angelegtes wird ebenso wenig durch eine Vorsatzbildung zu beeinflussen sein wie etwas, mit dem der Übende sich bewußt oder unbewußt nicht identifizieren kann.

2. Die Arbeit an Vorsatzbildungen hilft, Konflikthaftes zu klären.
In dem durch die autogene Entspannung erreichten regressiven Zustand ist das Denken weniger kausal-linear als vielmehr kontemplativ-assoziativ. Es stellen sich auch Gedanken, Assoziationen, Gefühle und Triebimpulse ein,die zuvor die kritische Zensur des wachen Ichs nicht passieren konnten. Sie werden im Zustand der Entspannung wahrgenommen und erlebt.

Fallbeispiel

Eine 30jährige Hausfrau hatte sich von ihrem Mann getrennt, weil er ihr keinen Raum für eine eigene Entwicklung zugebilligt hatte. Dem Ehemann, der sie mit ängstigenden Drohungen verfolgte, stand sie nachfühlbar ablehnend bis wuterfüllt gegenüber. Um in Begegnungen mit ihm die „Ruhe bewahren" zu können, wollte sie eine Vorsatzbildung erarbeiten. Als sie sich bei dieser Arbeit im Versenkungszustand ihren Mann vorstellte, fühlte sie sich statt dessen von einer großen Sehnsucht nach Geborgenheit überwältigt.

Die Patientin erlebte also etwas ganz anderes, als sie mit ihrem bewußten Wollen intendiert hatte. Bewußt waren ihr ihre Autonomiewünsche. Imaginiert hatte sie „die andere Seite" des Konflikts: ihre Sehnsüchte nach Anlehnung und Geborgenheit.

3. Vorsatzbildungen ermöglichen die Verwirklichung gewonnener Erkenntnisse.

Die Patientin, von der soeben berichtet wurde, kam in der Folgezeit zu der Erkenntnis, daß sie mit der Aufgabe der Ehe auch viele einstmals hiermit verknüpften Wünsche und Sehnsüchte hatte aufgeben müssen. Sie empfand Trauer. In den folgenden Wochen wich sie diesem Gefühl jedoch durch hektische Betriebsamkeit immer wieder aus. Sie sah dies auch, wurde unzufrieden mit sich, mürrisch und ungeduldig mit ihren Kindern. Sie selbst formulierte schließlich die für sie weiterführende Vorsatzbildung: „Ich stelle mich meiner Trauer." Daraufhin setzte ein sehr intensiver Klärungsprozeß hinsichtlich ihrer Ehe ein.

Jeder Psychotherapeut begegnet in seiner Arbeit immer wieder dem Problem, daß die Umsetzung gewonnener Erkenntnisse in praktische Lebensveränderungen eine nicht zu unterschätzende Schwierigkeit darstellt. Spezifische Vorsatzbildungen können entsprechende Verhaltensmodifikationen unterstützen.

7.4
Wie wirken Vorsatzbildungen ?

Nach unserem bisherigen Verständnis lassen sich drei mögliche Denkansätze hinsichtlich der Wirkungsweise der Vorsatzbildungen formulieren:

Erstens kann es sich unter lerntheoretischen Gesichtspunkten bei der Anwendung einer Vorsatzbildung um eine *Konditionierung* nach Art des bedingten Reflexes (Pawlow) handeln. Wir verknüpfen einen Gedankeninhalt mit dem erlebten psycho-physischen Entspannungszustand. Bei genügender Übung können wir dann das Ergebnis dieser Konditionierung beliebig abrufen. Das erste Beispiel läßt sich u.a. auf diese Art und Weise erklären. Der Patient stellt sich im Zustand der organismischen Umschaltung antizipierend vor, wie er sich auf der Autobahn befindet. Bei dieser Arbeit mag es zunächst auch zu Erregungssymptomen kommen (Herzklopfen, Schwitzen, Angst). Sie bilden sich jedoch im Sinne einer Desensibilisierung immer mehr zurück. Der Patient kann sich dann später dem Überholvorgang auf der Autobahn aussetzen, weil er währenddessen auf den anderen Teil des Reflexpaares (den Entspannungszustand) zurückgreifen kann.

Zweitens läßt sich nach dem psychoanalytischen Denkmodell der entspannte Zustand als Ausdruck einer *Regression* auffassen (s. auch Abschn. 8.5.1), das heißt, daß wir in der organismischen Umschaltung mit einem Teil unserer Persönlichkeit in jenen Zustand der frühkindlichen Entwicklung zurückkehren, in dem wir die ersten Erfahrungen mit „guten Objekten" machten, und in dem sich unser Urvertrauen bildete. Dieser „Rückschritt" wirkt deshalb trost- und kraftspendend.

Erarbeiten Patient und Therapeut vor dem Hintergrund dieser Regression gemeinsam eine Vorsatzbildung, so fließen in diese Arbeit verschiedene positive Faktoren ein: Zum einen gibt der Therapeut durch seine Vorgehensweise dem Patienten ein Beispiel für den Umgang mit sich selbst, d.h. er wird sich interessieren, wird wahrnehmen, wird geduldig sein. Er wird genau hinhören, und er wird immer wieder nach den beteiligten Gefühlen fragen.

Zum anderen wird der Therapeut dem Patienten aufzeigen, daß die Imagination im regressiven Zustand der Entspannung einen direkten Zugang zu Inhalten unseres Unbewußten darstellen kann - dem „Ureigensten" eines Menschen. Dieses besteht u.a. aus Bildern, Gedanken, Gefühlen und Assoziationen. Mitunter wirken diese in ihrer Direktheit irritierend oder gar bedrohlich, mitunter stellen sie aber auch einen wahren „Nibelungenschatz" dar, der die eigene Entwicklung maßgeblich fördern kann.

Fallbeispiel
Ein 35jähriger ausgesprochen freundlich wirkender Lehrer wunderte sich, daß er bei Auseinandersetzungen mit seiner Ehefrau immer „wie ein Beobachter" daneben stand, während sie „tobte". In der Imagination stellte er sich eine solche Szene vor und ihm fiel es „wie Schuppen von den Augen". Er wurde förmlich von dem Satz „ich lasse wüten" überfallen.

Die Arbeit in der Imagination regt also zu Differenzierungen an, die im be-wußten Wachzustand auf Grund der eigenen Abwehr nicht gesehen werden können.

Im Versenkungszustand der organismischen Umschaltung entsteht also eine Verbindung zwischen Ich-Anteilen und unbewußten, aber zum Bewuß-ten drängenden Persönlichkeitsanteilen. Die Vorsatzbildungen wirken wie „Mittler", indem sie helfen, Unbewußtes an das Bewußte heranzuführen. Diese Mittler-Funktion könnte man ihnen auch in der Therapeut-Patient-Be-ziehung zuschreiben, da sie beide in der gemeinsamen Suche nach der „pas-senden" Vorsatzbildung zusammenführt.

Drittens können wir uns der von uns angeschnittenen Frage *beschreibend* nähern. Wir verzichten damit auf eine unser Kausalitätsbedürfnis befriedi-gende Erklärung: Indem ich mich übend, daß heißt, häufig wiederholend, in sinnen- und gefühlhaftem Erleben dem immer gleichen *Bilder- und Ge-dankeninhalt* zuwende, werde ich nach einiger Zeit einen *Drang zum Voll-zug* der in mir neu entstandenen Realität feststellen. So ließ zum Beispiel als junger Arzt H. LINDEMANN antizipierend vor seiner im Serienfaltboot durch-geführten Atlantiküberquerung ein halbes Jahr vor seinem inneren Auge erscheinen: „Ich schaffe es" und „Kurs West". Seine innere Wirklichkeit war durch das aus ihm heraus entstandene Wunsch-Bild genau getroffen wor-den und konnte deshalb eine wichtige Unterstützung bei seinem Vorhaben bilden.

7.5
Einfache und komplexe Vorsatzbildungen

Vorsatzbildungen können mit sehr unterschiedlichem Aufwand erarbeitet werden. Die Persönlichkeit des Patienten ist hier ebenso zu berücksichtigen wie das Problem, für dessen Lösung die Vorsatzbildung gedacht ist. Auch die Einstellung des Therapeuten ist von Bedeutung. Scheut er sich nicht, he-terosuggestiv zu arbeiten, wird er sicherlich eher dazu neigen, seinen Pati-enten eine Vorsatzbildung zu „verordnen". Allerdings wird auch diese nur wirksam sein, wenn sie sich nicht gegen die eigentliche Natur des Aus-übenden wendet. Insofern darf sie auch niemals „zudeckenden" Charakter haben. Sehr wohl darf sie jedoch dem Übenden helfen, Spannungen (Frus-trationen) besser zu ertragen.

Zwar wird es immer unser Ziel sein, den einem Problem möglicherweise zugrunde liegenden Konflikt vorher bearbeitet zu haben. Jeder praktisch tätige Therapeut weiß jedoch, daß dies aus verschiedenen Gründen nicht immer möglich ist. So wird auch der sich der Tiefenpsychologie verpflichtet wissende Therapeut in Zusammenarbeit mit dem Patienten gelegentlich zu allgemein gehaltenen „Ich-stützenden", bei der Lebensbewältigung helfenden Vorsatzbildungen kommen (=*einfache Vorsatzbildungen)*, z.B. „ich bin mutig und frei".

Auf der anderen Seite der Bandbreite stehen die *komplexen Vorsatzbildungen*, die im Sinne einer Verdichtung die *Quintessenz eines vorher geleisteten therapeutischen Prozesses* darstellen. Aufdeckend analysierend wird am zugrunde liegenden Konflikt gearbeitet. Hierbei begleitet das therapeutische Gespräch den innerhalb des entspannten Zustandes bei veränderter Bewußtseinslage ablaufenden Klärungsprozeß. In ihm wendet sich der Patient seiner inneren Bilderwelt überwiegend assoziativ phantasierend, wahrnehmend und fühlend zu. Im begleitenden Gespräch erfolgt die Zusammenfassung und Durcharbeitung des so gewonnenen Materials. Das Ergebnis wird wiederum mit in die Entspannung hineingenommen, und mit der Zeit bildet sich so schließlich eine Vorsatzbildung heraus, die nicht nur fokussierendverdichtend das Ergebnis eines längeren Entwicklungsprozesses enthält, sondern die im übenden Patienten auch eine Fülle von Eindrücken anklingen läßt, mit denen er während des Prozesses umgegangen ist. Hier wird die vordergründig so einfache konzentrative Entspannungsmethode Autogenes Training nicht nur zum differenzierten *„psychischen Werkzeug"* (GARCIA, 1983), sondern auch zum Vermittler eines Erlebens, das alle Bereiche der psychischen Realität eines Menschen umfassen kann.

Zusammengefaßt wird in der Arbeit an komplexen Vorsatzbildungen das Wesentliche eines Konfliktes herausgearbeitet. Die „Quintessenz" wird autogen im Hypnoid übend eingesenkt und entfaltet von dorther seine weitere Wirkung. Insofern eignet sich die hier beschriebene Methodik in ihrem verdichtenden Charakter auch sehr gut für eine Fokaltherapie.

7.6
Beschaffenheit von Vorsatzbildungen

Die Beschaffenheit von Vorsatzformeln sollte dem Verdichtungscharakter der Methode gerecht werden. So sollten sie kurz und prägnant ausgeformt sein. Es muß eine „Beseelung des Inhalts" (J. H. SCHULTZ) erfolgen, in dem die Vorstellungswelt des Übenden zum Schwingen gebracht wird. Sind sie mit einem Schuß Humor versehen, so werden sie in manchen Fällen durch freundliche Distanzierung dem Betroffenen helfen, sich nicht mehr gar so

ernst zu nehmen. Kann sie rhythmisch oder gar reimend ausformuliert werden, so fördert dies ihre Eingängigkeit. Der erstrebte Erfolg wird, regelmäßiges Üben vorausgesetzt, sich nach einer überschaubaren Zeit ohne
„willkürlich spannendes Zutun" (J. H. SCHULTZ) einstellen. Dieser „über-
schaubare" Zeitraum umfaßt bei einfachen Vorsatzbildungen mitunter nur
wenige Tage, sind diese komplizierter, sechs Wochen bis drei Monate.

7.7
Wie werden Vorsatzbildungen angewendet?

Die verschiedenen Möglichkeiten, Vorsatzbildungen zu erarbeiten, wurden
bereits dargestellt. Hier sei kurz erwähnt, wie der Übende mit einer gefun-
denen Vorsatzbildung am sinnvollsten umgehen sollte.

Nach erfolgter *Problemklärung* kommt es zu einer *vorläufigen Zusammenfassung*. Diese Zusammenfassung wird erneut in der Imagination überprüft
(=*Probelauf*). Ergeben sich Veränderungen, so werden diese eingefügt, usw.
Eine Vorsatzbildung ist entsprechend dem hier vorgestellten Konzept also
nichts Statisches, sondern stellt einen dynamischen Prozeß dar, der Veränderung bewirken will.

Technisch geht der Übende so vor, daß er sich am besten nach Durchführung seines gewohnten AT, in dessen Verlauf er sich entspannt, erholt
und losgelassen hat, seine Vorsatzbildung auf die „innere Bühne" holt und
sie „sinnenhaft" einige Male mit der inneren Stimme vor sich hinspricht.
Nach jeder Wiederholung sollte er eine kleine Pause einlegen, um auf eine
Antwort aus seinem Innern zu hören („hin- und herschwingen").

Es ist empfehlenswert, vor dem Zurücknehmen die Entspannung noch
einmal kurz ohne Anwendung einer Vorsatzbildung zu vertiefen, z.B. indem
der Übende sich für einen kurzen Zeitraum dem Atemerlebnis o.ä. zuwendet.

7.8
Anwendungsbreite

Die Anwendungsbreite von Vorsatzbildungen ist groß. Sie umfaßt — wie
oben erwähnt — sowohl Maßnahmen der Ich-Stützung und Hilfen bei der
praktischen Realitätsbewältigung als auch die Arbeit in einem tiefenpsychologisch fundierten Prozeß. Sie können Anwendung bei Süchten und in

der Therapie neurotischer Fehlhaltungen finden (s.u.a. MÜLLER-HEGEMANN, 1981; THOMAS, 1976). Sie können behilflich sein bei der Lösung eines Problems, der Urteilsfindung, als Entscheidungs- und Motivationshilfe, beim antizipierenden Üben und schließlich bei der Anregung der eigenen Kreativität.

Als ein sehr schönes Beispiel für das antizipierende Üben sei hier die Vorbereitung auf die bevorstehende Geburt eines Kindes erwähnt. Eine Ärztin berichtete in einem Fortbildungskurs, daß sie aufgrund ihrer schlechten Erfahrungen bei der Geburt ihres ersten Kindes der bevorstehenden Geburt des zweiten Kindes mit einiger Sorge und Angst entgegensehen würde. Nachdem in der Imagination eine Problemklärung herbeigeführt werden konnte (den Hintergrund bildete eine eigene negative Muttererfahrung), fand sie für sich den Satz: „Ich gönne meinem Kind den Frühling." Diesen übte sie antizipierend vor der Geburt. Im Gegensatz zur ersten Geburt brauchte sie keine Schmerzmittel und keinen Wehentropf. Die Geburt bedeutete eine positive Erfahrung und wurde von ihr „als schöner Start für unsere Mutter-Tochter-Beziehung" beschrieben.

Im somatischen Bereich können sie z.b. helfen, chronische Schmerzen besser zu ertragen. Wie sie bei der Behandlung einer Neurodermitis unterstützend angewendet werden können, haben wir im Kapitel 6.3 beschrieben. Bei fachkundiger Anleitung und entsprechender Kreativität ergeben sich mannigfache Anwendungsmöglichkeiten bei vielen organischen und psychosomatischen Erkrankungen.

7.9
Einwände

Einwände gegen die Arbeit mit Vorsatzbildungen betreffen zum einen die oftmals unzulässige Vereinfachung der Formulierungen, wie sie uns in manchen Büchern begegnen. Diese wirken dann auf den Leser eher erheiternd als erhellend. Dieser Einwand ist dann berechtigt, wenn die Formulierung die Armut des vorangegangenen Arbeitsprozesses wiedergibt. Das heißt, wenn das anstehende Problem nicht geklärt worden ist oder wenn das geistig-intellektuelle Niveau und die Vorstellungswelt des Patienten verfehlt wurden.

Erfolgt die Erarbeitung der Vorsatzbildungen jedoch „autogen", d.h., versteht der Therapeut seine Funktion als eine *„katalytische"* (IVERSEN, 1986), so wird ihm dieser Fehler nicht unterlaufen. Denn jeder erarbeitete Schritt wird dem Patienten zur Überprüfung innerhalb des Versenkungszustandes mitgegeben.

Ein weiterer Einwand betrifft die Gefahr des möglichen Mißbrauchs, in-

dem dem Betreffenden eine nicht persönlichkeitsgerechte, ihn eher blockie-
rende Vorsatzbildung „übergestülpt" wird. Aus der Erfahrung können wir
sagen, daß eine solche Vorsatzbildung nicht wirken wird. Dies gilt genauso
für den Fall, daß mit einer Vorsatzbildung ein aufbrechender Konflikt „zu-
gedeckt" werden sollte.

Sinnentleertes Herunterleiern der Vorsatzbildungen im entspannten Zustand wird den Betroffenen ebenfalls durch Ausbleiben der Wirkung enttäuschen. Hier ist allerdings der durchaus ernst zu nehmende Einwand zu erörtern, daß die Anwendung der Vorsatzbildung gelegentlich an zwangsneuro-
tische Rituale erinnere. Dies trifft sicherlich dann zu, wenn das oben erwähnte sinnentleerte Herunterleiern einer Vorsatzbildung zur magischen
Abwehr hervordrängenden konflikthaften Materials mißbraucht wird.

7.10
Vorteile

Zusammengefaßt können als Vorteile einer korrekten Arbeit mit Vorsatzbildungen genannt werden:

- Breites Anwendungsspektrum.
- Die Vorsatzbildung läßt sich der Individualität eines jeden Menschen an-
  passen.
- Allein der Vollzug der Vorsatzbildung drückt die Bereitschaft zur Ände-
  rung aus.
- Die einem jeden Menschen innewohnenden Selbstheilungskräfte werden
  aktiviert. — Der Patient trägt durch eigenes Üben aktiv zu seiner Gene-
  sung bei.
- Durch die Eigenarbeit des Patienten ergibt sich eine Zeitersparnis. — Die
  Übungsfähigkeit der Vorsatzbildungen bedingt einen relativ raschen Erfolg.
- In der Erarbeitung einer Vorsatzbildung läßt sich ein tiefenpsychologischer Ansatz mit einem verhaltenstherapeutischen verbinden. Die in der
  Durcharbeitung gewonnene Erkenntnis kann durch den verhaltenstherapeutischen Ansatz in ihrer Wirkung verstärkt werden.
- Durch die in der Entspannung stattfindende Regression ergibt sich ein direkter Zugang zu unbewußten Inhalten.

7.11
Voraussetzung für die Arbeit mit Vorsatzbildungen

Voraussetzung der Arbeit mit Vorsatzbildungen ist auf seiten des Patienten die Fähigkeit, die organismische Umschaltung sicher herstellen zu können sowie die Bereitschaft zur Selbsterfahrung, d.h. zur Selbstreflexion und Introspektion. Auf seiten des Therapeuten sind eingehende Kenntnisse und Fertigkeiten im Umgang mit den oben beschriebenen Therapie- und Technikansätzen unbedingt erforderlich. Bei beiden Beteiligten sollte außerdem eine gewisse Lust am Spiel, am Experimentieren, kurz am kreativen Prozeß vorhanden sein. Im Zusammenwirken dieser Faktoren ist für uns die Arbeit mit Vorsatzbildungen zu einer Bereicherung unseres therapeutischen Instrumentariums geworden, indem wir in differenzierter Art und Weise unter Zuhilfenahme der regressiven Momente der organismischen Umschaltung dem progressiven und prospektiven Charakter der dem AT innewohnenden Möglichkeiten Raum geben können. Dem Patienten schaffen wir dadurch im einfachsten Fall alternative Möglichkeiten zu eingeschliffenen Verhaltensweisen.

Bei entsprechend subtiler und differenzierter Anwendung nähern wir uns um ein Weiteres jenem Ziel, an das J. H. Schultz wohl dachte, wenn er von „Selbstverwirklichung" sprach.

7.12
Konzepte anderer Autoren

Es gibt sicherlich vielfältige Möglichkeiten, mit Vorsatzbildungen umzugehen. Zwei in der Literatur beschriebene Verfahren sollen hier vorgestellt werden.

Barolin (1984) beschreibt eine Gruppenpsychotherapie, die u.a. auch für Menschen im höheren Lebensalter konzipiert ist. Die wöchentlich stattfindenden Gruppensitzungen bestehen aus der Vermittlung des AT (eine halbe Stunde) und dem „Gruppengespräch analytischer Orientierung" (eine Stunde). Im „zweiten Teil der Gesamtdauer der Gruppe" (ab der 15. Sitzung) kommt es zur Arbeit an formelhafter Vorsatzbildung. Der Gruppenleiter schlägt in diesem Verfahren eine Formel vor „und stimuliert eine ausführliche Diskussion darüber". In einem gemeinsamen Gruppenprozeß „entstehen nach - bis zu mehrstündiger - Diskussion fallweise Formeln, die sich ziemlich weit entfernen von dem, was der Primärleiter primär vorgeschlagen hat und eine echte Gruppenleistung darstellen".

Der wesentliche Unterschied zu dem in diesem Kapitel dargestellten Konzept besteht in der von BAROLIN auch so benannten „stärker direktiven Rolle" des Gruppenleiters und in der Verlagerung des Klärungsprozesses aus dem innerpsychischen Raum des einzelen KT in den Raum der Gruppe hinein. Dadurch erhält, wie BAROLIN ausführt, in der Tat die Vorsatzbildung ihr Gewicht in höherem Maße von der Gruppe als vom Protagonisten. Was sie dadurch an normativem Gewicht (die Gruppe als Mutterrepresentanz) gewinnt, büßt sie m.E. dadurch ein, daß sie dem *autogenen Prinzip* weniger Raum überläßt.

Als *Bochumer Modell* beschreibt H. W. KRÖNUNG (1991) schon beim Erlernen der Grundstufe „anzunehmen, zuzulassen...was nicht ins Konzept paßt". Wenn z.B. Gedanken stören, so werden diese dergestalt angenommen, daß sie „einen Moment mit voller Konzentration wahrgenommen" werden, um dann wieder zur „Körperwahrnehmung" zurück zu „pendeln". Wir haben diesen Vorgang im vorliegenden Buch mit „hin- und herschwingen" bezeichnet. Gemeint ist in beiden Fällen ein ureigenstes Prinzip des AT, nämlich das „Loslassen, Geschehenlassen", um dann allerdings die Aufmerksamkeit auch wieder zu bündeln.

Dieses Prinzip überträgt der Autor auf die Arbeit an einer Vorsatzbildung, indem er von einer (vom Therapeuten?) vorgegebenen Formel, z.B. „das Leben ist leicht" ausgehen läßt und den Übenden veranlaßt, sämtliche Gegenargumente, die ihm assoziativ einfallen, aufzulisten. Nach jedem Gegenargument wird die ursprüngliche Formel „das Leben ist leicht" wiederholt. Ein Teil des Assoziationsprozesses findet innerhalb des entspannten Zustandes statt.

Hinsichtlich des letzten Punktes ähnelt diese Vorgehensweise unserem Vorschlag. Und der Klärungsprozeß findet offenbar weitgehend autogen, d.h. innerhalb des Phantasieraumes des Protagonisten statt. Allerdings bewegt sich dieser nicht völlig frei im eigenen Phantasieraum, sondern ihm wird durch die Vorgabe einer bestimmten Formel ein begrenzter Raum zugewiesen, was auf eine Eingrenzung der individuellen Kreativität hinauslaufen und damit auch eine Behinderung des „Pendelns" bedeuten könnte. Das wirklich freie „Pendeln" scheint mir eher gewährleistet zu sein, wenn sich der Protagonist kurzzeitig auf das Problem oder die mittlerweile gefundene „vorläufige Vorsatzbildung" einstellt, um sich dann vollkommen frei in den eigenen Phantasieraum nach dem Grundsatz: „Was kommt ist richtig", hinein schwingen zu lassen. So erscheint mir das „autogene Prinzip" am ehesten gewahrt zu sein.

C
Standortbestimmung und Stellenwert des AT in der Psychotherapie

8
Theoretische Aspekte

8.1
Vorbemerkung

Noch immer fehlt eine umfassende eigene Theorie des Autogenen Trainings. Trotz aller Bemühungen (LUTHE, 1969; GARCIA, 1983) hat sich daran nichts geändert, seit J. H. SCHULTZ seine Monographie veröffentlichte. Der damals von ihm geschriebene Satz hat bis heute seine Gültigkeit nicht verloren: „Kritischer- und billigerweise darf daher zur Zeit vom Versuch einer Theoriebildung nur verlangt werden, daß er das AT zu allgemeineren Entsprechungen in verbindende oder abgrenzende Beziehungen setzt." Die vom AT induzierten psycho-physischen Vorgänge sind eben nicht nur diesem zu eigen.

Allerdings finden wir die im folgenden genannten *sechs Grundbausteine* des Autogenen Trainings in dieser Verknüpfung in keiner anderen Entspannungs- oder Psychotherapiemethode wieder. Es handelt sich um 1. **das autogene Prinzip**, 2. das **Prinzip der frühen Bemutterung** in der Regression, 3. das **Prinzip der Körperbeseelung**, 4. das **Prinzip der Polarität**, 5. das **Prinzip des Suggestiven** und 6. das **Prinzip des Übens.** Diese sechs Prinzipien haben wir in den vorangehenden Kapiteln mit unterschiedlicher Gewichtung ausgeleuchtet und wollen diese Arbeit in den nun folgenden drei Kapiteln fortführen.

In Beantwortung der Frage: „Wodurch und wie wirkt das Autogene Training", wenden wir uns zunächst einigen theoretischen Überlegungen zu. Wir werden hierbei biokybernetische, lerntheoretische und verhaltenstherapeutische Aspekte streifen. Unserer eigenen beruflichen Neigung entsprechend wollen wir anschließend ausführlicher einige in der Arbeit mit dem AT beachtenswerte psychische Phänomene anhand psychoanalytischer Begriffsbestimmungen beschreiben. In diesem Zusammenhang fügen wir Beobachtungen der Säuglingsforscher hinzu.

8.2
Biokybernetik

Es ist das Verdienst von GARCIA (1983), durch Einführung biokybernetischer Modellvorstellungen das Verständnis der zur organismischen Umschaltung führenden Vorgänge wesentlich gefördert zu haben. Wir fassen das für die praktische Arbeit Wesentliche kurz zusammen.

Die organismische Umschaltung kann GARCIA zufolge als unbedingte Reflexreaktion aufgefaßt werden, da sie regelmäßig ohne vorhergehende Konditionierung eintritt, sofern es zu einer Verminderung des Informationsflusses zum Gehirn kommt. Es resultiert dann ein „Bewußtseinszustand der Minimalafferenzinformation" (BZMAI). Diesen Vorgang hatte SCHULTZ vor der Entwicklung des AT bei Hypnotisierten beobachten können. Der Hypnotisierte engt seine Sinne weitgehend auf die Stimme des Hypnotiseurs ein. Die Aufnahme akustischer Reize wird auf sie begrenzt. Der Augenschluß verhindert die Aufnahme optischer Reize. Informationen aus den Oberflächen- und Tiefensensibilität vermittelnden Rezeptoren fließen dem Gehirn aufgrund der Immobilisierung des Körpers nur noch sehr spärlich zu. Es entsteht also eine *Außenreizverarmung* und *Bewußtseinseinengung.*

Einen analogen Zustand stellen wir im AT autogen her, indem wir die Augen schließen, uns durch Übung mit der Zeit von Geräuschen distanzieren, eine bewegungslose Ruhestellung einnehmen und unser Bewußtsein auf die nun durch unsere Vorstellungen induzierten körperlichen Veränderungen einengen.

Der beschriebene Vorgang wird in Abbildung 8-1 zusammengefaßt dargestellt.

Physiologisch ist dieser Vorgang gekennzeichnet durch den vegetativen Funktionswandel, der zunächst zu einer Betonung des parasympathischen Anteils im vegetativen Nervensystem, später zu einem der Homöostase zustrebenden Zustand des vegetativen Funktionsausgleiches führt. Seine psychischen Kennzeichen sind Entängstigung, Kontemplation und Gefühle der Ruhe, Harmonie und Distanz.

Außerdem machen wir beim Einüben der körperlichen Entspannungsübungen Gebrauch von der unserem Organismus innewohnenden Fähigkeit, in Regelkreisen zu arbeiten. Wir „schicken" eine Vorstellung in die Körperperipherie. Die mit der Zeit erfolgende Reaktion nehmen wir wahr und senden sie, verknüpft mit unserer Vorstellung von Schwere, Wärme usw., erneut in die Peripherie, bis der von uns vorgestellte Zustand eingetreten ist. Auch diese Regelkreise streben der Homöostase zu.

Die gestrichelten Pfeile in „Richtung Schlaf" in Abbildung 8-1 wurden ein-

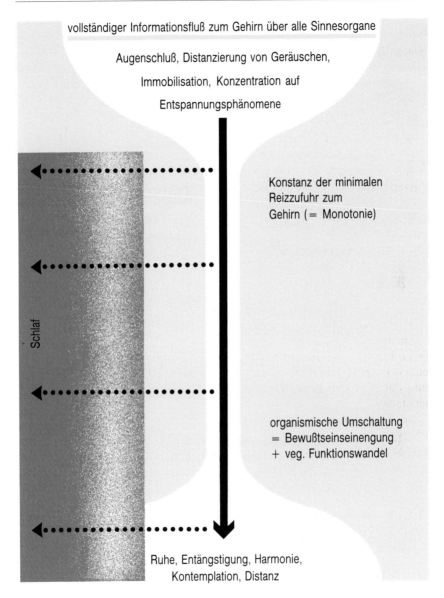

Abbildung 8-1: Zusammenfassende Darstellung der zur organismischen Umschaltung führenden psychischen und physischen Vorgänge und deren Ergebnisse im psychischen Erleben

gezeichnet, um deutlich zu machen, daß ein Übergang aus dem BZMAI in den Schlaf möglich, aber nicht zwingend ist. Der im AT Erfahrene wird bestätigen, daß er den Zustand der organismischen Umschaltung auch ohne Vigilanzminderung herstellen und aufrechterhalten kann. Ist der Übende beim Eintritt der organismischen Umschaltung allerdings erschöpft, so wächst die Wahrscheinlichkeit eines Übertritts in den Schlaf.

8.3
Lerntheorie

In Ergänzung der in Abschnitt 8.2 dargelegten Abläufe führen wir hier den Begriff der *„klassischen Konditionierung"* nach PAWLOW ein. Das Ergebnis einer solchen klassischen Konditionierung ist ein bedingter Reflex. Beim Erlernen des AT werden verschiedene bedingte Reflexe eingeübt. Zum Beispiel erzeugt der Satz: „Mein rechter Arm ist ganz warm", vorstellungsbedingt nach einiger Zeit des Übens, d.h. Wiederholens, als Antwort des Körpers ein Wärmegefühl. Werden Vorstellung (Reiz) und Wärmeempfindung (Reaktion) genügend häufig miteinander verknüpft, bilden sie ein Reflexpaar. Ist dies erreicht, so gelingt die Umschaltung der Blutgefäße der Haut auf Wärme in Sekundenschnelle. Sinngemäß gilt dies auch für die anderen Übungen des AT.

Andere Formen des Lernens sind das *Lernen am Erfolg* sowie das *Lernen durch Beobachtung.*

Das Lernen am Erfolg läßt sich besonders einprägsam im AT nach dem „Evidenzerlebnis" beobachten. Von dem Zeitpunkt, an dem der Übende erstmals Erfolg verspürt, geht das Lernen wesentlich rascher, weil die Motivation nun natürlich deutlich zunimmt. Diese wiederum ist durch eine positive, d.h. auf Erfolg gerichtete Einstimmung zusätzlich zu fördern. Eine solche Haltung zu erzeugen ist Aufgabe eines jeden Kursleiters.

Auch beim Lernen durch Beobachtung oder Nachahmung (s.a. 5.1.9 - Mitüben des KL) kommt der Person des Kursleiters eine besondere Bedeutung zu. Seine Haltung dem AT gegenüber wird von allen Übenden sehr genau wahrgenommen. Deshalb ist es auch unabdingbar, daß der Kursleiter durch eigenes Erleben eine tiefgreifende positive Einstellung dem AT gegenüber gewonnen hat.

8.4
Verhaltenstherapie

Die Verhaltenstherapie kann in ihrem Ursprung auf die experimentelle Lerntheorie zurückgeführt werden (M. RINGLER, 1978). Mit Hilfe der bereits im vorigen Abschnitt skizzierten Lerntechniken sollen unerwünschte Verhaltensmuster abgebaut und erwünschte aufgebaut werden. Die wesentliche Annahme der Verhaltenstherapie besteht darin, daß alle Verhaltensmuster gelernt werden und deshalb auch durch Lernen zu verändern sind.

Die moderne Verhaltenstherapie bezieht jedoch nicht nur die unerwünschten Verhaltensweisen selbst in ihre Überlegungen ein, sondern berücksichtigt in gleicher Weise auch deren innerpsychisches und soziales Umfeld.

Über *Verhaltensbeobachtung, -beschreibung und -klärung* kommt der Verhaltenstherapeut in Zusammenarbeit und Übereinstimmung mit seinem Klienten zur *Verhaltensplanung*. Die Durchführung der geplanten Verhaltensänderung wird dann mittels bestimmter *Veränderungstechniken* angegangen. Die Behandlung zielt also im Gegensatz zur tiefenpsychologisch fundierten und analytischen Psychotherapie nicht auf einen hypothetisch vorhandenen unbewußten Konflikt, sondern auf ein Problemverhalten.

Im Autogenen Training bedienen wir uns neben anderen auch verhaltenstherapeutischer Techniken bei der Arbeit an Vorsatzbildungen und ihrer Umsetzung in praktisches Handeln. Wir lassen den Patienten genau beschreiben, unter welchen Umständen das ihm unerwünschte Verhalten auftritt. Wir klären anschließend dessen Ursachen und Hintergründe und verwenden bei der Umsetzung des Erarbeiteten operantes Konditionieren (Lernen am Erfolg), Modell-Lernen und Desensibilisieren.

8.5
Psychoanalytische Aspekte

In den folgenden Abschnitten werden wir uns mit Regression, Übertragung, Gegenübertragung und Widerstand, soweit sie für das Autogene Training als Psychotherapiemethode von Wichtigkeit sind, auseinandersetzen. Allerdings sind wir nicht so vermessen, an dieser Stelle eine erschöpfende Darstellung aller mit diesen Themen verknüpften Problemstellungen geben zu wollen. Vielmehr geht es uns als in der Praxis tätige Psychotherapeuten um eine Vermittlung der für die praktische Arbeit wichtigen Gesichtspunkte.

Der interessierte Leser sei auf die angegebene Spezialliteratur verwiesen. In der Vergangenheit haben sich u.a. DURAND DE BOUSINGEN (1978), WALLNÖFER (1978,1985), ROSA (1975) und HOFFMANN (1981) mit psychoanalytischen Aspekten des AT auseinandergesetzt. KRAFT (zuletzt 1996) widmet ihnen einen breiten Raum, u.a. indem er das Entwicklungsmodell von M. MAHLER als geeignet ansieht, „regressive und progressive psyschodynamische Aspekte im Ablauf des AT zu verdeutlichen". BARTL und ROSMANITH (1991) gebührt das Verdienst, alle für das AT relevanten Aspekte der verschiedenen psychoanalytischen Denkmodelle zusammenfassend dargestellt zu haben.

8.5.1
Regression

„Regression ist ein in der Psychoanalyse und der zeitgenössischen Literatur sehr häufig verwendeter Begriff. Er wird meistens als eine Rückkehr zu früheren Entwicklungsformen des Denkens, der Objektbeziehung und der Strukturierung des Verhaltens verstanden" (LA PLANCHE, 1986).

Der Begriff Regression geht auf SIGMUND FREUD zurück. Er schloß aus seinen Beobachtungen an neurotisch kranken Menschen, daß Eindrücke und Erfahrungen aus der Kindheit nicht verloren gehen, sondern bereit liegen und unter bestimmten Voraussetzungen abrufbar sind. Unter solchen Voraussetzungen (s.u.) können wir wieder Zugang zu jenen frühesten Eindrücken unseres Lebens bekommen, die persönlichkeitsbildend geworden sind und unsere Einstellungen zu anderen Menschen und zum Leben insgesamt geformt haben.

Regelmäßig regredieren wir im Schlaf, indem wir uns schon rein äußerlich auf eine sehr frühe Entwicklungsstufe zurückbegeben. Weitgehend geben wir unsere motorische Aktivität auf und werden passiv. Unser kritisches Wachbewußtsein ist ausgeschaltet. Eben jene Passivierung und jener Rückschritt scheinen jedoch notwendige Voraussetzungen für die uns im Schlaf zuteil werdende Erholung zu sein.

Aber auch in krisenhaften Zuspitzungen unseres Lebens können wir regredieren. Wir verhalten uns dann plötzlich, als hätten wir wichtige, uns bis dahin zur Verfügung stehende Lebensbewältigungsstrategien vollständig vergessen.

Fallbeispiel

Ein 40jähriger Handelsvertreter, den seine Frau nach zehnjähriger Ehe verlassen hatte, zeigte sich in kindlich-anklammerndem Verhalten plötzlich weitgehend hilflos. Er war regrediert, d.h., er hatte einen zeitlichen und strukturellen Rückschritt hinsichtlich seiner bisherigen Persönlichkeitsentwicklung vollzogen und wies Verhaltensweisen auf (z.B. auch primitive Trotz- und Wutreaktionen), wie sie bei einem Kleinkind als „normal" eingeordnet worden wären, für einen Erwachsenen jedoch als unangemessen gelten müssen.

Besehen wir uns nun den psycho-physischen Zustand, in dem wir uns aufgrund der durch AT eingeleiteten organismischen Umschaltung befinden, so ist auch hier das regressive Moment unverkennbar. Äußerlich ähneln wir einem Schlafenden. Wie im Schlaf ist das vegetative Nervensystem in den trophotropen erholungsschaffenden Funktionszustand umgeschaltet. Sinnenhaft erleben wir uns eingehüllt in ein wohliges Gesamtkörpergefühl. Psychisch entsprechen diesem Zustand Empfindungen und Gefühle von Wohlbehagen, Harmonie und Ausgeglichenheit. In AT-Kursen kann der Kursleiter oft beobachten, wie manche Kursteilnehmer nach dem Zurücknehmen nicht nur wie „satte Säuglinge" aussehen, sondern dies anschließend im Gespräch auch von ihrem subjektiven Eindruck her bestätigen: „Ich habe mich unglaublich wohl gefühlt... So was Herrliches gibt es eigentlich gar nicht.... Es war so toll, einfach unbeschreiblich... Ich fühle mich ganz rundum zufrieden."

Abgesehen von der psycho-physischen Erholung durch den vegetativen Funktionswandel kann die eben geschilderte Zufriedenheit aber noch durch folgendes in der psychoanalytischen Theorie entwickeltes Denkmodell verständlicher gemacht werden. So kann der Vorgang der Entspannung auch als eine „Regression im Dienste des Ich" (KRIS 1952) beschrieben werden. KERNBERG (1983) hat eine solche Regression folgendermaßen charakterisiert: Es kommt zu einer „Wiederbelebung früherer innerer Objektbeziehungen als Zuflucht und Quelle innerer Stärkung... Normalerweise verfügt der Mensch über einen emotionalen Reichtum, der in früheren, glücklichen Beziehungserfahrungen beschlossen liegt und der ihm... als Quelle inneren Trostes zur Verfügung steht..."

Innerhalb der organismischen Umschaltung können wir also Anschluß gewinnen an frühe positive Erfahrungen, jenen „emotionalen Reichtum", den der Mensch bei einer einigermaßen geglückten frühkindlichen Entwicklung aufzuweisen hat.

Die je nach Temperament nach dem Üben geäußerte stille Zufriedenheit oder Euphorie über das gerade in der Entspannung Erlebte findet in diesem psychischen Vorgang des Rückschritts auf einen Zustand, in dem alle unsere Bedürfnisse befriedigt wurden (wie ehemals dem Säugling), seine plausible Erklärung. Die organismische Umschaltung wird zu einem Ort, an dem wir uns von der Last unseres Alltags unter dem Schirm frühen positiven Erlebens ausruhen und erholen dürfen.

Erleichtert wird dieses Rückwärtsschreiten durch die Passivierung und das weitgehende Aufgeben bewußten Steuerns und Kontrollierens im Entspannen bei erhaltener Fähigkeit zur Wahrnehmung und Beobachtung. Der oben verwendete Begriff „einigermaßen geglückt" kann recht weit gefaßt werden. Denn auch von unseren Patienten mit Frühstörungen der psychischen Entwicklung lernen viele das Autogene Training und profitieren von den hier vonstatten gehenden Heilungsvorgängen. Dies gilt vor allem für Patienten mit psychosomatischen Störungen, aber auch für manche, die unter einer Angstneurose oder einer (nicht zu ausgeprägten) narzißtischen Störung leiden.

Vorsicht ist allerdings bei Menschen mit einer Borderline-Störung geboten. Für sie ist eine tiefgreifende Regression nicht ungefährlich, weil sie u.U. mit massiven Ängsten reagieren können. Sie können in der Regression von den in ihrer Psyche vorhandenen unintegrierten aggressiven Anteilen überschwemmt werden. Deshalb sind wir bei ihnen in der Indikationsstellung für das Autogene Training sehr zurückhaltend (s. auch 4.4).

Wenn wir für das Autogene Training eine Regression in den vorsprachlichen Entwicklungsbereich annehmen, so erscheinen mir besonders zwei Erkenntnisse der *Säuglingsforscher* hervorhebenswert zu sein. So weist STERN (1996) zum einen darauf hin, daß die Organisation, an der sich ein erstes Selbstempfinden („Kern-Selbst") festmachen kann, den „Körper betrifft: seine Kohärenz, seine Handlungen, Gefühlszustände und die Erinnerung an all dies" (s.a. „Körperbeseelung"). Zum zweiten beschreibt er als dem „Kern-Selbst" zugehörige „Invariante" die „Urheberschaft". „Das Empfinden der Urheberschaft ist mit Sicherheit ein gewichtiges Kriterium zur Unterscheidung zwischen Selbst und Anderem." Es gibt gewichtige Gründe anzunehmen, daß der primäre Zustand des Säuglings nicht der der Symbiose mit der Mutter ist, wie psychoanalytische Denkmodelle dies angenommen haben, sondern daß eher gilt, was STERN formuliert: „Zunächst erfolgt die Herausbildung des Selbst und des Anderen, danach erst werden verschmelzungsartige Erfahrungen möglich."

Als Erklärung für die aus einem gelungenen AT resultierenden positiven Befindlichkeiten, zu denen ganz eindeutig eine Ich-Stärkung gehört (Verbesserung der ·Trennung zwischen Subjekt und Objekt, verbesserte Realitätswahrnehmung, erhöhte Frustrationstoleranz, insgesamt verbessertes Selbstgefühl), haben wir bislang etwas global von den „glücklichen Beziehungserfahrungen" „früherer innerer Objektbeziehungen" (s.o) gesprochen. BARTL (1983) hat diese „glückliche Beziehungserfahrung" für das Verhalten der primären Bezugsperson bereits mit Inhalt gefüllt, indem er auf die Wichtigkeit von „Wärme, Konstanz und Rhythmus" hingewiesen hat. Unter Berücksichtigung der Säuglingsforschung können wir nun auch für die Seite des Säuglings präzisieren: Für ihn bedeutet eine „glückliche Beziehungserfahrung" u.a., daß er „Wärme, Konstanz und Rhythmus" erleben durfte. Deren Internalisierung führt zur libidinösen Besetzung des Körpers (=„*Körperbeseelung*"). Außerdem ist für die Etablierung des „Kern-Selbst" das Erleben von „Urheberschaft" von entscheidender Wichtigkeit. Dies beinhaltet als Voraussetzung das „Bewirken-Können" im „Sich-getrennt-Erleben". Der Ausdruck „*autogen*" scheint mir im Kern dem Ausdruck „Urheberschaft" eng verwandt zu sein. Hinsichtlich der praktischen Konsequenzen für unser Anliegen aus diesen Überlegungen sei noch einmal auf die Problematik des Vorsprechens verwiesen (5.1.9).

8.5.2
Übertragung

Übertragung kann als wesentlicher Faktor der Strukturierung der Arzt-Patient-Beziehung verstanden werden (FREUD, 1914). In dieser zwischenmenschlichen Beziehung kommt es zu einer Aktualisierung vergangener Verhaltensmuster und emotionaler Erfahrungen, die auf die Person des Therapeuten verschoben werden, obgleich sie primär nicht diesem, sondern bestimmten Bezugspersonen aus der Vergangenheit des Patienten gegolten haben, z.B. Vater oder Mutter.

Wie läßt sich nun die bei der Vermittlung des Autogenen Trainings wirksam werdende Übertragungssituation beschreiben? Wir nehmen die Ausführungen des Abschnitts 8.5.1 wieder auf und stellen die gut fundierte Hypothese auf, daß es bei der Erlernung des Autogenen Trainings beim Üben den zu Übertragungsphänomenen kommt, die einer sehr frühen Stufe der zwischenmenschlichen Beziehung (Objektbeziehung) entsprechen (DURAND DE BOUSINGEN, 1977). Diese frühe Stufe der Objektbeziehung, wie sie durch die Mutter-Kind-Dyade des ersten Lebensjahres gekennzeichnet ist, stellt den entscheidenden Hintergrund für die spezifische Übertragungssituation zwischen Kursleiter und -teilnehmer im Autogenen Training dar.

Damit werden nicht die Übertragungsanteile übergangen, die späteren Stufen der kindlichen Entwicklung entsprechen. Wir werden auf diese noch im Rahmen der Abhandlung über den Widerstand eingehen.

Das Schwergewicht der für den Erfolg des Autogenen Trainings bestimmenden Übertragungsphänomene liegt unserer Erfahrung nach jedoch eindeutig auf den frühesten Formen des Übertragungsgeschehens, also im vorsprachlichen Bereich. Hierfür spricht auch, daß der Kursteilnehmer in erster Linie nicht mit Gedanken, Begriffen und Symbolen auf die Vorschläge des Kursleiters hinsichtlich der Herstellung von Schwere, Wärme usw. reagiert, sondern mit einer körperlichen Antwort. Bei einem gut gelungenen AT sind dies die deutlichen Zeichen körperlichen Wohlbehagens. Findet der Kursteilnehmer nun in seinem Kursleiter auch noch eine Persönlichkeit vor, die dem Bild einer *„genügend guten Mutter"* (WINNICOTT, 1985) entspricht, so können die in einer positiven frühen Übertragungsbeziehung angelegten lustbetonten seelischen und körperlichen Empfindungen voll zur Geltung kommen. Für die Person des Kursleiters muß deshalb gefordert werden, daß er eine Atmosphäre herstellen kann, deren Kennzeichen freundliches Wohlwollen, mitfühlende Anteilnahme, aber auch eine von Kompetenz geprägte großzügige und gelassene Festigkeit im Umgang mit dem Klienten sind. Hierzu gehört auch, daß der Kursleiter die „Urheberschaft" des Teilnehmers respektiert, d.h. ihm nichts überstülpen will, sondern ihn die organismische Umschaltung autogen gestalten läßt.

In einer solchen Atmosphäre wird sich der Kursteilnehmer gut aufgehoben fühlen und im Vertrauen auf die *„holding function"* (WINNICOTT, 1985) des Kursleiters loslassen können. Er wird dann auch seine üblicherweise vorhandenen Kontrollen aufgeben und sich einer sonst nur im Schlaf eintretenden Passivität hingeben können.

8.5.3
Gegenübertragung

Unter Gegenübertragung verstehen wir die „Gesamtheit der unbewußten Reaktionen des Analytikers auf die Person des Analysanden und ganz besonders auf dessen Übertragung" (LA PLANCHE).

Wir lassen andere mögliche Auffassungen von Gegenübertragung beiseite und wenden uns wieder den für unsere Arbeit relevanten Gesichtspunkten dieses Geschehens zu. Auch hier rücken wir erneut die sich aus der Kenntnis solcher Interaktionen ergebenden Anforderungen an den Kursleiter in den Mittelpunkt unserer Betrachtungen. Ein Beispiel soll diese Interaktion und die Folgen für die Aneignung des Autogenen Trainings beleuchten.

Fallbeispiel
Ein 45jähriger Diplom-Ingenieur setzt sich im AT-Kurs immer in die äußerste Ecke des Kursraumes. Die Theorie des Autogenen Trainings erfaßt der intelligente und sensible Mann sofort. Auf die nach der ersten Übung geäußerten Empfindungen der anderen Kursteilnehmer reagiert er zunächst mit Erstaunen, später mit Unglauben und schließlich — er spürt auch in der zweiten Stunde „nichts"— mit ironischen Bemerkungen bei deutlich abwertendem Unterton. Der Kursleiter bemerkt an sich zunächst das Bemühen, dem ihm sympathischen Patienten mit praktischen Hinweisen alle möglichen Brücken zu bauen. Darauf reagiert dieser mit noch deutlicherem Rückzug. Nun spürt der Kursleiter in sich zunehmenden Ärger diesem sehr anspruchsvollen und distanzierten Mann gegenüber. In ihm keimt ein Gefühl auf, das am ehesten mit dem Satz: „Wer

nicht will, der hat schon", zu beschreiben ist. Am liebsten möchte er den Patienten jetzt los sein. An diesem Punkt seiner Gegenübertragungsreaktion wird ihm plötzlich die Problematik des Patienten deutlich. Er sieht, daß dieser vor ihm und der möglichen Hingabe im Autogenen Training durch aggressive Abwehr auf die Flucht gegangen ist, und er spürt die dem Patienten unbewußte Angst vor einer Beziehung zu ihm. Der Kursleiter setzt nun diese Erkenntnis — ohne sie dem Patienten gegenüber zu deuten — in praktisches Handeln um, indem er sehr viel deutlicher als zuvor die individuelle Schwankungsbreite der Empfindungen im AT betont und hervorhebt, wie wichtig es sei, den eigenen Weg im AT zu finden. Solchermaßen „losgelassen" kann sich nun auch der Patient gehenlassen und spürt das erste Mal beim Atemerlebnis einen „sehr angenehmen Entspannungszustand".

Hätte der Kursleiter diesen Patienten in irgendeiner Weise, z.B. durch „gute Ratschläge", weiterhin bedrängt, wäre dieser sicherlich zum „Therapieversager" geworden.

Darum ergibt sich für einen Kursleiter im Autogenen Training die dringende Notwendigkeit einer *ausreichenden Selbsterfahrung.* Sonst kann er durch eigene, nicht bewußt werdende Gegenübertragungsreaktionen den Übenden blockieren (Gegenübertragungswiderstand).

Der Kursleiter sollte also in der Lage sein, seine eigenen emotionalen Reaktionen auf den Patienten wahrzunehmen und sich bewußt zu machen. Er sollte außerdem wissen, daß seine Gefühle die uneingestandenen Gefühle des Übenden widerspiegeln können. Darüber hinaus muß er über soviel Empathie verfügen, daß er sich auch in ungewöhnliche Schwierigkeiten eines Kursteilnehmers einzufühlen vermag. Dem Patienten ist weder damit geholfen, daß der Kursleiter mit ihm gemeinsam in dessen Leid versinkt, noch damit, daß der Therapeut sich im Ärger über dessen „Widerspenstigkeit" von ihm abwendet.

8.5.4
Widerstand

Unter Widerstandsphänomenen verstehen wir im Autogenen Training diejenigen Schwierigkeiten, die der Patient beim Erlernen und Einüben dieser Entspannungsmethode erfährt, soweit sie ihren Ursprung in unbewußten, nicht gelösten Konflikten haben.

Diese Konflikte können dergestalt sein, daß sie den Betreffenden innerpsychisch blockieren. Wer sich zum Beispiel nicht loslassen kann, weil er sich nicht über die Tragfähigkeit des Fundaments seiner Persönlichkeit im klaren ist, wird Mühe beim Erlernen der Entspannungsübungen haben. Er kann kein ausreichendes Vertrauen in sich selbst entwickeln.

Auch können die dem Patienten unbewußten ungelösten Konflikte in der

Beziehung zum Therapeuten aktiviert werden und zu einer Blockierung führen. J. H. SCHULTZ erwähnt den Fall einer „schweren Vaterhaßeinstellung". Ein „störungsfreies Trainieren" sei erst nach der tiefenpsychologischen Auflösung dieser Einstellung geglückt. SCHULTZ impliziert mit dieser Beschreibung, daß die zugrundeliegende Störung sich in der Übertragung auf den Therapeuten bemerkbar gemacht hat, d.h. daß der Patient durch seine auf SCHULTZ übertragene Vaterproblematik beim Erlernen des AT „blockiert" war.

Einer Anregung BULLINGS (1979) folgend, lassen sich Widerstände im Autogenen Training entsprechend der vorherrschenden Persönlichkeitsstruktur (nach der psychoanalytischen Phasenlehre) des Übenden klassifizieren.

Nach dem psychoanalytischen Denkmodell können wir in der frühen Kindheit von vier voneinander abgrenzbaren Entwicklungsphasen (ERIKSON, 1979; BRÄUTIGAM, 1985) ausgehen. Sie sind gekennzeichnet durch bestimmte Grundkonflikte und bestimmte diesen Grundkonflikten zugehörige Ängste (RIEMANN, 1982).

Im ersten Lebensjahr können wir nach diesem Modell zwei verschiedene Phasen voneinander unterscheiden. In der *sensorischen* Phase werden durch eine liebevolle, Konstanz vermittelnde Umgebung die Grundlagen für das unser ganzes Leben beeinflussende Gefühl des *Urvertrauens* geschaffen. Gelingt dies nicht befriedigend, so wird der betreffende Mensch immer in dem Konflikt zwischen Sehnsucht nach Hingabe und dem Mißtrauen Menschen gegenüber, denen er sich hingeben möchte, hin- und hergerissen sein.

In der zweiten im ersten Lebensjahr relevanten Phase geht es um den Konflikt zwischen *Nähe und Trennung*. Nur wenn das Kind die Erfahrung gemacht hat, daß seine Bezugsperson ihm zuverlässig zur Verfügung gestanden hat, wird es diese Bezugsperson auch vertrauensvoll „hergeben" können. Es wird die zeitweise Trennung im Vertrauen auf die Wiederkehr dieser Person ertragen lernen. Verläuft diese Phase zum Beispiel durch den frühen Tod der Mutter gestört, so wird der betreffende Mensch u.U. in seinem ganzen Leben in der steten Angst vor dem Verlust geliebter Personen leben. Er wird stets darauf bedacht sein, in Vorbeugung eines solchen Verlustes die Beziehung zu den Menschen seiner Umgebung möglichst eng zu gestalten. Selbständigkeit wird ihm immer etwas Gefährliches bleiben.

Im zweiten bis dritten Lebensjahr beginnt das Kind, sich seine Umgebung zu erobern. Dies eröffnet ihm das Gefühl von Macht, birgt aber auch gleichzeitig die Gefahr in sich, an die eigenen Grenzen zu stoßen und sich damit ohnmächtig und hilflos zu fühlen. Es ist dies die Zeit der Sauberkeitsgewöhnung und der Trotzphase. Verläuft diese Phase ungestört, so wird das Kind der Welt im Vertrauen auf seine eigene Kraft begegnen. In der Auseinandersetzung mit seiner Umgebung kann es ein *Gefühl von Autonomie* entwickeln. Es wird die nötigen Risiken eingehen können, die mit einer solchen Entwicklung notwendigerweise verbunden sind.

Gestört werden kann diese Phase durch häufige Beschämung und durch Unterdrückung und „Brechen" des kindlichen Willens. Ein ängstlich das Gewohnte bewahrender Mensch, jemand der das Risiko scheut und immer „auf Nummer Sicher" geht, kann so entstehen.

Im vierten bis fünften Lebensjahr geht es um die Identifikation mit der dem *eigenen Geschlecht* zugehörigen Rolle. Sind Vater und Mutter liebenswert und attraktiv für das Kind, so werden sie ihm diesen Prozeß erleichtern. Das Kind wird dann auch die hierfür notwendigen Festlegungen, die Normen und Wertvorstellungen annehmen können. Sind die Eltern selbst unsicher und schwankend in ihrem Rollenverständnis und in ihren Wertvorstellungen, so wird auch das Kind in seiner Identität wechselvoll und ohne „feste Linie" bleiben.

Je nach vorherrschendem Einfluß ergeben sich aus diesen vier Phasen vier verschieden geprägte Persönlichkeitsstrukturen: Die schizoide, depressive, zwanghafte und hysterische Persönlichkeitsstruktur. Diese jeweiligen Persönlichkeitsstrukturen gibt es kaum in reiner Form. Wir haben im Laufe unserer frühen Entwicklung prägende Einflüsse aus allen vier Stufen empfangen. Allerdings gibt es entsprechend den Einflüssen der frühen Kindheit eine Gewichtung in unserer Persönlichkeit.

Diese Einteilung wird hier deshalb verwendet, weil ihre Kenntnis wiederum für den Umgang mit den im folgenden zu behandelnden Schwierigkeiten bei der Erlernung des AT von Bedeutung ist.

Die Schwierigkeiten bei *schizoid* strukturierten Patienten haben wir anhand des Beispiels im vorangegangenen Abschnitt bereits teilweise dargestellt. Der geschilderte Kursteilnehmer war an das Autogene Training mit sehr hohen Erwartungen herangegangen und reagierte nun gekränkt, als diese sich nicht gleich erfüllten. Auch wertete er die Methode ab, indem er wiederholt fragte, „ob nicht alles Einbildung sei". Dem Kursleiter gegenüber zeigte er sich mißtrauisch und sehr zurückhaltend. In diesem ganzen Verhalten wirkte er jedoch durchaus nicht glücklich.

Um der zugrundeliegenden Angst dieses schizoid strukturierten Mannes vor Selbsthingabe und Abhängigkeit zu begegnen, betonte der Kursleiter die Möglichkeiten, im AT den ganz eigenen Weg und das eigene Tempo zu finden. Er respektierte in jeder Beziehung das Distanzbedürfnis des Patienten und gab diesem damit die Möglichkeit, sich dem Entspannungserlebnis vorsichtig zu nähern. Eher entgegengesetzten Schwierigkeiten begegnen wir bei vorwiegend *depressiv* strukturierten Patienten.

Fallbeispiel

Eine 35jährige Lehrerin, die durch Haushalt und Beruf in einer Doppelbelastung stand, fiel dem Kursleiter dadurch auf, daß sie nach der Aufforderung zum Zurücknehmen immer noch länger als alle anderen Kursteilnehmer im entspannten Zustand verharrte. Nur widerwillig und wenig energisch nahm sie zurück. Auch klagte sie über Müdigkeit nach Beendigung des Trainings. Zu Hause übte sie mitunter zehnmal am Tag, „weil ich dann alles andere vergesse". Die Begrenzung des Kurses auf sieben Termine fand sie „schrecklich schade". Nach dem Ende einer jeden Kursstunde konnte sie sich vom Kursleiter nur schwer lösen.

Andere Kursteilnehmer mit einer depressiven Struktur bitten den Kursleiter, doch „vorzusprechen" oder ihnen ein Tonband mit seiner Anleitung mitzugeben. Hier wird eine insgesamt passive Einstellung deutlich, die darauf abzielt, sich vom Therapeuten abhängig zu machen.

Hinter dieser Haltung steht als Grundangst, in dieser Welt selbständig sein zu müssen. Werden die Verwöhnungswünsche dieser Menschen nicht erfüllt, so erleben sie sich als im Stich gelassen und ziehen sich enttäuscht zurück.

Im Umgang mit diesen Patienten wird der Kursleiter auf eine gleichbleibende, freundliche Zuwendung achten. Mit einer gewissen Festigkeit wird er Verwöhnungswünschen widerstehen und darauf achten, daß die Patienten das AT nicht zum Rückzug von der Realität mißbrauchen.

Ist das heterosuggestive Vorsprechen bei einem Menschen mit einer schizoiden Grundstruktur zu verwerfen, weil es dessen Bedürfnis nach Distanz verletzt, so ist es beim vorwiegend depressiv strukturierten Übenden abträglich, weil es seinen später nur schwer auflösbaren Abhängigkeitstendenzen entgegenkommt.

Überwiegend *zwanghaft* strukturierte Klienten können sich nur schwer von ihrem Alltag lösen. Sie bleiben auch in Gedanken „haften". Sie neigen dazu, sich mit dem Kursleiter auf Machtkämpfe einzulassen und wollen ihn gern „festnageln".

Fallbeispiel

Ein 30jähriger Informatiker erschien in der Übungsstunde stets mit einem Zettel, auf dem er sich notiert hatte, was der Kursleiter beim vergangenen Termin gesagt hatte. Er verwickelte diesen dann in endlose Dispute über dessen angebliche Aussagen. Auch konfrontierte er den Übungsleiter gern mit Anweisungen anderer Autoren, um nun seine Meinung dazu zu hören.

Diese Patienten verwenden auch häufig Ausdrücke wie: „Das muß ich noch besser in den Griff bekommen..." oder „Ich werde mich eben noch mehr zur Ruhe zwingen müssen..."

Diesen Schwierigkeiten liegt die Angst vor Wandel und Veränderung zugrunde. Alles soll möglichst exakt geordnet sein. Sich loszulassen, könnte schon das Chaos bedeuten.

Der Kursleiter sollte bei diesen Patienten sehr hellhörig hinsichtlich sich anbahnender Auseinandersetzungen sein. Einerseits sollte er den Bedürfnissen dieser Menschen nach Festlegung entgegenkommen, indem er ihnen die feste Struktur des Autogenen Trainings anbietet. Andererseits ist es sinnvoll, gerade diese Klienten zu ermuntern, sich entsprechend ihren Bedürfnissen ihre eigene Struktur für den Übungsablauf zu geben, d.h. ihr „eigenes" Autogenes Training zu entwickeln.

Zeichnen sich zwanghaft strukturierte Menschen durch eine zu große Gebundenheit und ein Haftenbleiben an Kleinigkeiten aus, so trifft eher das Gegenteil für die überwiegend *hysterisch* strukturierten Klienten zu. Sie nehmen es mit der Anleitung im AT nicht so genau. „So ernst wird das wohl nicht gemeint gewesen sein." Es fällt ihnen schwer, sich auf feste Übungszeiten einzulassen. Ihre Erlebnisse sind oft farbig bis schillernd. Sie haben rasch Erfolg, ohne diesen jedoch konsequent auszubauen. Oft haben sie schon diverse andere Entspannungsmethoden „durchprobiert", und auch das AT wird Durchgangsstation zum nächsten vielversprechenden Versuch sein. Sie neigen zu demonstrativen Schilderungen und sind damit die „Farbtupfer" in jedem Kurs. Häufig klagen sie anfänglich über mit Angst verbundene Schwindelerscheinungen, das Gefühl zu fallen oder den Boden unter den Füßen zu verlieren.

Fallbeispiel

Eine 33jährige Journalistin hatte sich ihren Platz im Kurs, der eigentlich schon besetzt war, mit einer eindrucksvollen Schilderung ihrer Beschwerden verschafft. Im Gespräch war sie außerordentlich charmant und gewinnend. In den ersten beiden Kursstunden beeindruckte sie die anderen Gruppenmitglieder mit ihren Erfolgen: „Es tut mir einfach so sagenhaft gut." In der dritten Stunde fehlte sie. In die vierte kam sie angehetzt „mit fliegenden Fahnen", „weil ich so schrecklich viel zu tun hatte." Und auch zur fünften und sechsten Stunde erschien sie mit deutlicher Verspätung. Die siebte ließ sie ausfallen und rief hinterher an, es hätte mit der Zeit „einfach nicht gereicht." Auf „alle Fälle" wolle sie aber am Aufbaukurs teilnehmen. Diesen sagte sie am Tag der ersten Kursstunde ab, „weil mir eine andere wichtige Sache dazwischengekommen ist."

Den Hintergrund jener Erscheinungen bildet die Angst vor Festlegung. Diese Menschen haben oft etwas Schmetterlinghaftes. Sie können nirgends länger verweilen. Stets lockt der Reiz des Neuen. Bei einer Sache zu bleiben, fällt ihnen schwer. Dies gilt natürlich auch für die Erfordernisse des AT.

Der Kursleiter muß deshalb hier eine Haltung freundlicher Festigkeit einnehmen. Ohne dies überzustrapazieren, sollte er auf den Zusammenhang zwischen regelmäßigem Üben und dauerhaftem Erfolg hinweisen. Bei angstgetönten Erlebnissen während des Übens kann er dazu raten, die Augen zu öffnen oder die Hände kurz anzuspannen. Das „Angehimmeltwerden" durch diese Kursteilnehmer muß er nicht überbewerten. Er kann sicher sein, daß er schon bald durch die nächste Attraktion abgelöst wird. Auch sollte er der Versuchung widerstehen, sich diesen Übungsteilnehmern über Gebühr zeitlich zuzuwenden. Die mehr schizoid strukturierten Klienten würden ihn deswegen verachten, die depressiven würde er damit enttäuschen, und die zwanghaften würden mit unterdrückter Wut reagieren.

Die vorstehende Beschreibung ist gewiß nicht vollständig. Unser Anliegen war es jedoch, mit der Behandlung dieses Themas die Aufmerksamkeit der Kursleiter für diese Problematik zu schärfen. Gedeutet werden die beschriebenen Widerstandsphänomene im allgemeinen nicht. Dies würde nur die Gefahr ihrer Verstärkung heraufbeschwören. Der Kursleiter soll sie wahrnehmen und einordnen können und sein Verhalten darauf einstellen. Ihm sollte bewußt sein, daß Widerstände die zur Zeit nötigen Schutzmaßnahmen des Patienten darstellen und nicht etwa dessen mangelnden guten Willen entspringen.

Abschließend sei noch einmal in diesem Zusammenhang auf das heterosuggestive Vorsprechen eingegangen. Verkürzt gilt der Satz: „Wer vorspricht, fördert den Widerstand." Vordergründig mag der Erfolg rascher eintreten. Wie oben jedoch im Zusammenhang mit der depressiven und schizoiden Persönlichkeitsstruktur ausgeführt, handelt der ÜL sich dadurch im weiteren Verlauf des Kurses erhebliche Probleme ein.

9
Autogenes Training als Psychotherapie

9.1
Basistherapeutikum Autogenes Training

Bei einer Literatursuche unter dem Stichwort „Autogenes Training" mit Hilfe der für uns erreichbaren medizinisch-psychologischen Literaturdienste fanden wir für den Zeitraum der vergangenen dreißig Jahre über 800 Titel aus achtzehn Ländern. Die Tabelle 9-1 gibt in Ergänzung zu Abschnitt 4.3 (Indikationen) eine Übersicht über die in dem genannten Zeitraum dargestellten Anwendungsmöglichkeiten.

Die Aufzählung ließe sich sicherlich noch erweitern, wenn auch noch die in den letzten drei Jahrzehnten erschienenen Bücher über Autogenes Training einbezogen würden. Aber auch ohne diese mögliche Ergänzung wird deutlich, in wie vielfältiger Weise Autogenes Training in der Gesundheitsvorsorge, Rehabilitation und Therapie somatischer und psychischer Krankheiten angewendet werden kann.

Ein Körper und Seele gleichermaßen berücksichtigendes Verständnis vom Menschen liegt den genannten Anwendungsmöglichkeiten zugrunde.

Auch bei der Therapie körperlicher Krankheiten mit Hilfe des AT behandeln wir niemals ausschließlich das zugrundeliegende somatische Leiden. Die Arbeit mit dem Autogenen Training betrifft immer den ganzen Menschen.

Als *Basistherapeutikum* (H. BINDER, 1962) können wir AT bezeichnen, weil es bei verschiedenen Störungen und verschiedenen Schweregraden dieser Störungen sowie bei unterschiedlichen Persönlichkeitsstrukturen hinsichtlich Intelligenz, Differenziertheit und kulturellem Hintergrund angewendet werden kann.

IVERSEN hat wiederholt (zuletzt 1984) auf die Bedeutung des Autogenen Trainings als *„Basispsychotherapeutikum"* im Sinne einer pragmatisch orientierten Methode der Psychotherapie hingewiesen. So kann AT für Menschen, die bislang keinen Zugang zu einem Erleben ihrer Leib-Seele-Einheit hatten, diesen Weg öffnen und die ihm entgegenstehenden Hindernisse aus dem Weg räumen.

Vor diesem Hintergrund erscheinen die Ausführungen des „Forschungsgutachtens zu Fragen eines Psychotherapeutengesetzes" (A. E. MEYER et al.,

---

Tabelle 9-1: Übersicht über Anwendungsmöglichkeiten des AT (in den Jahren 1966-1997)

- **Prävention und Lebenshilfe**
  - Gesundheitsvorsorge
  - Leistungssport
  - Reduktion von kardialen Risikofaktoren
  - Streßbewältigung
  - Training von Blinden
  - Verbesserung der Selbstwahrnehmung
- **Rehabilitation**
  - Herzinfarkt
  - Neurologische Erkrankungen
  - Rheuma
- **Therapie**
  - Alkoholabhängigkeit
  - Angina pectoris
  - Angsterkrankungen
  - Anfallskrankheiten
  - Asthma bronchiale
  - Begleitung von Leukämiekranken
  - Betreuung geistig behinderter Kinder
  - Bettnässen
  - Chronische Schmerzen
  - Colitis ulcerosa
  - M. Crohn
  - Depressivität
  - Diabetes mellitus
  - Dissoziale Verhaltensweisen bei Jugendlichen
  - Drogenabhängigkeit
  - Geburtserleichterung

- Geriatrie
- Grüner Star
- Hypertonie, essentielle
- Bei Kindern
  - mit nächtlichen Angstanfällen
  - Hyperaktivität
  - Konzentrationsstörungen
  - Legasthenie
  - Migräne
- Neurodermitis
- Konversionsneurose
- Nachsorge bei Krebskranken
- Menstruationsbeschwerden
- Migräne
- Multiple Sklerose
- Prüfungsangst
- Reizblase
- Reizkolon
- Schiefhals
- Schizophrenie
- Schlaflosigkeit
- Sexualstörungen, funktionelle
- Sklerodermie
- Spannungskopfschmerzen
- Sprachstörungen
- M. Sudeck
- Tinnitus
- Urtikaria

1992) zum Autogenen Training unverständlich. Die Herausgeber fanden insgesamt nur dreizehn Arbeiten, in denen das AT auf seine Wirksamkeit hin untersucht worden war. In diesen Untersuchungen habe sich kein Wirksamkeitsnachweis (ausgenommen bei Schlafstörungen) erbringen lassen.

Diesen Ausführungen haben STETTER und MANN bereits 1992 fundiert widersprochen. Sie fanden bei Ihrer Recherche allein für die Jahre 1984 bis

1989 weitere vierzehn kontrollierte klinische Wirksamkeitsstudien zum AT, die die Herausgeber des Forschungsgutachtens nicht berücksichtigt hatten. Mittlerweile hat STETTER (1997) seine Recherche erweitert (s. Tab 9-2)

Tabelle 9-2a : Übersicht über kontrollierte Studien zum AT (STETTER, 1998)
Wirkung relativ gut empirisch gesichert

Störungsbild	Anzahl kontrollierter Studien	Mit Autogenem Training behandelte Patienten	Positive Wirkung (Haupt-symptomatik)	Negative oder fragliche Wirkung (Haupt-symptomatik)
● Essentielle Hypertonie	9	375	7 Studien	2 Studien
● Psychovegative Störungen („Vegetative Dystonie")	4	231	4 Stunden	0 Studien
● Angst (z.T. manifeste Störungen; z.T. symptomatisch i.S.v. Anspannung etc.)	10	260	9 Studien	1 Studie
● Asthma	5	108	4 Studien	1 Studie
● Kopfschmerz (incl. Migräne)	10	380	8 Studien	2 Studien
● Migräne bei Kindern	1	20	1 Studie	0 Studien
● Angina pectoris (incl. Aspekte der Herzinfarkt-Rehabilitation)	4	70	4 Studien	0 Studien
● Geburtsvor-bereitung	2	118	2 Studien	0 Studien
● Darm-erkrankungen	2	48	2 Studien	0 Studien
Bilanz	**47**	**1610**	**41 Studien**	**6 Studien**

Tabelle 9-2b: Wirkung wahrscheinlich (oben) oder fraglich (unten)

Störungsbild	Anzahl kontrollierter Studien	Mit Autogenem Training behandelte Patienten	Positive Wirkung (Haupt-symptomatik)	Negative oder fragliche Wirkung (Haupt-symptomatik)
Wirkung wahrscheinlich				
• Glaukom	1	12	1 Studie	0 Studien
• Atopische Dermatitis	1	17	1 Studie	0 Studien
• Temporal-lappen-epilepsie	1	10	1 Studie	0 Studien
• Lebensqualität bei Tumor-patienten	1	24	1 Studie	0 Studien
• Schlafstörungen	3	21	2 Studien	1 Studie
• Depression	2	42	1 Studie	1 Studie
Wirkung fraglich				
• M. Raynaud	5	71	2 Studien	3 Studien
• Stottern	1		0 Studien	1 Studie
• Infertilität	1	13	0 Studien	1 Studie
Bilanz	**16**	**210**	**9 Studien**	**7 Studien**

Auch unter Berücksichtigung dieser erweiterten Recherche gilt, was STET-TER und MANN 1992 schlußfolgerten:

„Die Ergebnisse sind damit eindeutig: Für das AT wurde die Wirksamkeit nicht nur bei Schlaf-störungen, sondern auch bei einer Vielzahl weiterer psychosomatischer Störungen bewiesen — ganz abgesehen von der ebenfalls in kontrollierten Studien nachgewiesenen Wirksamkeit bei psychosomatisch gestörten Kindern (zum Beispiel 10) oder im Bereich Gesundheitsvorsorge und Leistungssteigerung (zum Beispiel 11)." (Die Ziffern beziehen sich auf die Literaturangaben des zitierten Artikels aus dem Jahr 1992.)

Alle, die das AT seit vielen Jahren selbst praktizieren und mit Erfolg an ihre Pa-tienten weitervermitteln, fühlen sich durch diese Nachuntersuchung zum Forschungsgutachten in ihren Erfahrungen bestätigt, daß das AT bei differenzierter Indikationsstellung (s. Tab. 9-2) eine physiologisch und psychologisch gleichermaßen fundierte Therapiemethode darstellt.

9.2
Autogenes Training — mehr als ein Basistherapeutikum in der Psychotherapie

Die Bewertung des Autogenen Trainings als „Basistherapeutikum" ist unbestritten. Kann es aber auch mehr sein als eine Methode, die einen Einstieg und eine Grundlage in der Psychotherapie zu vermitteln vermag? Wir bejahen diese Frage. Wir meinen, daß diejenigen Therapeutinnen und Therapeuten das AT zu einer differenzierten Heilmethode der Psychotherapie entwickeln können, deren *Ausbildung* es ihnen erlaubt, sich sowohl seine *verhaltenstherapeutischen Aspekte* als auch seine *tiefenpsychologische Dimension* nutzbar zu machen und deren eigenes *Erleben* in der organismischen Umschaltung es ihnen ermöglicht, das weiterzugeben, was SCHULTZ mit „Körperbeseelung" gemeint haben mag.

Es gibt eine lange Reihe von Autoren, die verhaltenstherapeutische mit psychoanalytischen Denkansätzen und Therapiemöglichkeiten verknüpft haben (s.u.a. Kap. 7 und 8.5 und die Arbeiten von z. B. BEITEL, KRETSCHMER, KRÖNER, LANGEN).

GARCIA (1983) beschrieb in seiner Abhandlung über „Autogenes Training als psychisches Werkzeug" den geschichtlichen Werdegang dieser Verknüpfung, und er resümiert: „Die zwei Pole der Psychotherapie: analytischer Weg und verhaltenstherapeutischer Weg schließen sich nicht aus, sie ergänzen sich im Patienten."

Und auch andere Autoren weisen darauf hin, daß ein „Sowohl-als-Auch" in der Psychotherapie sehr viel sinnvoller ist als ein „Entweder-Oder". So schreibt GRAWE (1995): „Wenn „einsichtsorientierte" und „übende" Verfahren, „aufdeckende" und „zudeckende" Therapie als Alternativen einander gegenüber gestellt werden, wie es bisher oft verbreitet geschieht, „dann wird zum Entweder-Oder gemacht, was eigentlich ein Sowohl-als-Auch sein müßte."

In jüngster Zeit hat BECKELMANN (1996) beschrieben, wie er mit Hilfe der Kombination eines „modifizierten autogenen Trainings" mit einer analytischen Fokaltherapie Menschen mit psychosomatischen Beschwerden behandelt. Hierbei „fokussiert" er auf drei Punkte: „Die Verbesserung der Ich-Pathologie nach ERMANN, das Verstehen der Beschwerden („Körpersprache") und der Konfliktpathologie und die narzißtische Stärkung bzw. Ich-Stärkung."

Auch wir sind in dem vorliegenden Buch auf verhaltenstherapeutische und tiefenpsychologische Aspekte des Autogenen Trainings und deren Verknüpfungsmöglichkeiten (z.B. 7. Kap.) eingegangen. Dabei hat uns hinsichtlich der Verhaltenstherapie besonders die Fokussierung auf erwünschte Verhaltensmodifikationen und deren Durchsetzung (z.B. durch üben) beschäftigt. Im Rahmen psychoanalytischer bzw. tiefenpsychologischer Betrachtungsweisen haben wir uns besonders der spezifischen Form der *Arzt-Patient-Beziehung*, wie wir sie für die Weitervermittlung des AT als wirksam ansehen, zugewendet. Von ihr ausgehend wollen wir im Folgenden noch einmal benennen, was dem Autogenen Training wesensimmanent ist. Dies sind das *autogene* Prinzip, das Prinzip der *Polarität* und das Prinzip der *Körperbeseelung*.

Hinsichtlich der *Arzt-Patient-Beziehung* bei der Vermittlung des AT nehmen wir noch einmal die Bedeutung der *Regression* auf. Wir hatten beschrieben, daß sich in dieser Regression ganz bestimmte *frühe Übertragungsmuster* konstellieren. Können sich diese Übertragungsmuster ungestört entfalten, so wird der Patient sich auf sehr besondere Art und Weise bei seinem Therapeuten geborgen und aufgehoben fühlen. Dieser besonderen Beziehung kommt die Beschreibung von WINNICOTT (1985) nahe, der in anderem Zusammenhang die Merkmale dieser Übertragungssituation treffend mit *„taking care"* und *„holding function"* beschrieben hat. Diese Eigenschaften sollte eine *„good enough mother"* (genügend gute Mutter) aufweisen. Unserer Erfahrung nach, die u.a. von STEPHANOS (1976), DURAND DE BOUSINGEN (1978) sowie BARTL und ROSMANITH (1991) bestätigt wird, entspricht die durch das Autogene Training herbeigeführte spezifische Übertragungssituation der von WINNICOTT gegebenen Beschreibung. Der das Autogene Training vermittelnde Therapeut wird für einen gewissen Zeitraum für den Patienten zur „genügend guten Mutter", die ihn „bewahrt", „hält" und vor allen Dingen auch wahrnimmt. In dieser spezifischen Übertragungssituation ergeben sich gerade für die in ihrer frühen Entwicklung gestörten Patienten Reifungsmöglichkeiten.

Fallbeispiel

Ein 43jähriger Mann, Abteilungsleiter in einem Kaufhaus, war an einer Angstsymptomatik erkrankt. Sein Stellvertreter, den er in der Hoffnung gefördert hatte, dieser werde ihn in seiner Arbeit wesentlich entlasten, hatte ihn dadurch enttäuscht, daß er seinen Leistungserwartungen nicht entsprochen hatte.

Bei dem Patienten handelte es sich um einen außerordentlich leistungsbewußten Mann, der hohe Anforderungen an sich und die Menschen seiner unmittelbaren Umgebung stellte. Gleichzeitig war er auf die Zuneigung seiner Mitmenschen in hohem Maße angewiesen und legte großen Wert auf ein harmonisches Betriebsklima.

In seiner Kindheit war er von der vom (zur Gewalttätigkeit neigenden) Vater enttäuschten Mutter verwöhnt worden und überbehütet aufgewachsen. Konflikthaften Auseinandersetzungen war er stets aus dem Weg gegangen. Er erlernte das Autogene Training und übte es regelmäßig zu Hause. In der begleitenden Psychotherapie entwickelte er rasch eine intensive positive Übertragung mit deutlichen Wünschen nach Versorgung und Nähe. Er idealisierte den Therapeuten und lobte dessen Fähigkeiten aller Orten. Mitunter verabschiedete er sich, indem er mit beiden Händen die Hand des Therapeuten ergriff. Seine Beschwerden waren nach wenigen Wochen abgeklungen.

Hier war durch die spezifische Situation des Autogenen Trainings sehr rasch eine idealisierende, mütterlich getönte Übertragung entstanden, in der der Patient grenzenloses Vertrauen in den Therapeuten hatte. Der Therapeut war zum „steuernden Objekt" (KÖNIG, 1996) geworden, und der Patient erhoffte von ihm die Befriedigung seiner Bedürfnisse nach Versorgung und Verwöhnung. Kennzeichnend für dieses Stadium war der Wunsch des Patienten, hypnotisiert werden zu wollen. Damit wäre die Möglichkeit gegeben gewesen, in der Phantasie mit dem Therapeuten zu verschmelzen.

Dieses Stadium der Therapie ist bei Patienten mit „frühen" Störungen, d.h. Entwicklungs und Reifungsverzögerungen, die ihren Ursprung in jener Zeit der Mutter-Kind-Beziehung haben, die Gegenstand unserer Betrachtung ist, außerordentlich wichtig. Der Patient kann sich in diesem Stadium mit den „guten" Eigenschaften des Therapeuten identifizieren. Kontinuität und Verläßlichkeit der emotionalen Zuwendung durch den Therapeuten schaffen die Voraussetzungen für jeden weiteren Heilungsschritt. Indem der Patient allmählich diese und andere Eigenschaften des Therapeuten übernimmt (internalisiert), wird er reif für die nächsten Schritte einer Weiterentwicklung.

Das Autogene Training unterstützt gerade diesen Prozeß durch die ihm eigene, durch die organismische Umschaltung herbeigeführte *„Körperbeseelung"* (J. H. SCHULTZ), d.h. das sinnlich-lustvolle Erspüren und Erleben leib seelischer Einheit. Diese sinnliche Komponente entgeht oftmals sowohl dem verhaltenstherapeutischen als auch dem analytisch orientierten Ansatz. Man könnte auch zusammenfassend formulieren: Der Patient hat die Möglichkeit, dahin zurückzugehen, wo die Welt für ihn noch in Ordnung war und er noch nicht unter der für diesen Mann gewalttätigen Trennung zwischen behütender Mutterwelt und überfordernder, leistungsorientierter und brutaler Vaterwelt gelitten hatte. Dieses Zurückgehen dient in hohem Maße der Restitution eines stabilen Selbst. Körperbeseelung und deren *autogene* Herbeiführung, wozu auch gehört, daß der Patient seine ureigenen Reaktionen als sich selber zugehörig und damit als „richtig" (s.a. „Urheberschaft") erleben kann, tragen hier wesentlich zum Heilvorgang bei (s.a. 8.5.1 und 8.5.2). Erst auf dem Boden dieser Vorgänge kann sich die weitere notwendige Entwicklung vollziehen. Würde sie nicht folgen, so müßten wir uns mit Recht den Vorwurf gefallen lassen, in reinen „Übertragungsheilungen" (GREENSON, 1981) steckenzubleiben. Wir würden dann nur kurzfristig und kurzsichtig die emotionalen Bedürfnisse unserer Patienten befriedigen, ohne sie auf ihrem inneren Reifungsweg wirklich vorangebracht zu haben.

Unter „Übertragungsheilung" verstehen wir eine Pseudoheilung des Patienten, die nur solange anhält, wie die idealisierende, oben beschriebene Übertragung bestehenbleibt. Würde der Patient weiterhin nur von der „Kraft" des Therapeuten leben, so hätte dieser ihm einen schlechten Dienst erwiesen, da eine Reifung dadurch geradezu verhindert werden müßte. Manche „Heilung", die uns durch AT oder Hypnose berichtet worden ist, dürfte im Sinne einer Übertragungsheilung zu sehen sein.

Einschränkend sei jedoch vermerkt, daß es offensichtlich einen weiten Bereich in der Therapie mittels Suggestivmethoden gibt, der sich einer solchen klaren Wertung, wie wir sie soeben für die Übertragungsheilung gegeben haben, entzieht. Trotz des von uns geschilderten u.U. problematischen Fundamentes erweisen sich solche „Heilungen" dann bei längerer Nachbeobachtung doch als echte Heilungen. Zum einen könnte dies an besonders glücklichen Umständen der Arzt-Patient-Beziehung liegen, d.h. der Patient konnte etwas Dauerhaftes mitnehmen (internalisieren) und profitiert auch in der Zukunft davon. Zum anderen können die solchermaßen geheilten Patienten von den durch regelmäßiges AT geförderten Selbstheilungskräften Reifungsimpulse erhalten. Durch beide Komponenten könnten Reifungsdefizite aufgefüllt worden sein.

Wir kommen zurück zu unserem Fallbericht und halten fest, daß das Autogene Training eine Übertragungssituation der frühen Bemutterung gefördert hatte. Dieser Zustand hielt etwa ein halbes Jahr an.

Eine erste Verschlechterung in der Befindlichkeit des Patienten ergab sich, als ihm der Wunsch nach einer Hypnose verwehrt wurde. Dies verstand er zwar nicht, änderte sein Verhalten dem Therapeuten gegenüber zunächst jedoch nicht. Auffällig war allerdings, daß er jetzt konstant fünf Minuten zu spät zum vereinbarten Termin erschien und auch fünf Minuten vor Ende der Stunde jeweils aufstand, um zu gehen. Darauf angesprochen meinte er: „Dann haben Sie doch noch etwas mehr Zeit, sich zu erholen."

Der weitere Verlauf zeigt also, daß der Patient seine Abwehr verstärkt, sobald aggressive Momente in der Arzt-Patient-Beziehung eine Rolle zu spielen beginnen. Im vorliegenden (sehr verkürzt dargestellten) Fall handelte es sich um Enttäuschung und Ärger darüber, daß der Therapeut die Hypnose verweigert hatte, und um Eifersucht auf andere Patienten, die der Therapeut ebenfalls behandelte. Durch das Zuspätkommen und das Frühergehen konnte der Patient die Begegnung mit anderen Patienten vermeiden.

Hätte der Therapeut zu diesem Zeitpunkt die Hypnose durchgeführt, wäre er seiner Funktion als „genügend gute Mutter" nicht gerecht geworden, er hätte sich nur wie eine „verwöhnende Mutter" verhalten und den Patienten damit in seiner Autonomieentwicklung blockiert (was durch die reale Mutter geschehen war). Der Begriff „genügend gute Mutter" beinhaltet, daß dem Kind und hier damit dem Patienten auch „altersgemäße" Frustrationen und Forderungen zugemutet werden.

Indem der Patient in unserem Beispiel alles ausblendete, was die Harmonie zum Therapeuten stören könnte, „mauerte" er sich ein.

In dieser Situation griff der Therapeut in besonderer Art und Weise auf das Autogene Training zurück. Um das aggressive, die Reifung weiter voranbringende Moment einer Bearbeitung zugänglich zu machen, stellte er dem Patienten eine *Aufgabe für das häuslich durchgeführte AT*. Er war sich sicher, daß die Beziehung zwischen ihm und dem Patienten diese Forderung tragen würde. Die Aufgabe lautete: „Was vermeide ich, wenn ich zu spät komme und zu früh gehe?" Der Therapeut erhoffte sich von dieser Aufgabenstellung, die *autogen* während des häuslichen Übens zu erledigen war, das *progressive* Moment in diesen Therapieabschnitt einführen zu können. Indem er dieses dem regressiven Moment an die Seite stellte, komplettierte er das *Prinzip der Polarität*. Diesem sind wir bereits im „Schwingen" bei den Vorsatzbildungen und beim Erlernen der Grundstufe (Wechsel von Anspannung und Entspannung) begegnet.

In der folgenden Stunde berichtete der Patient von ausgeprägter Angst, als er sich das erste Mal im Versenkungszustand die gestellte Frage vorgelegt habe. Er versuchte es jedoch an den darauffolgenden Tagen noch mehrfach und gelangte nach einigen Mühen schließlich zu einem Ergebnis. Dies gipfelte in der Therapiestunde in dem Satz: „Ich bin ganz schön sauer auf Sie."

Hier ist durch autogene Arbeit im Zustand der Versenkung ein *Gefühl bewußt* geworden, das im wachen Zustand ängstlich abgewehrt worden war. Die weitere Arbeit (mit vielen intermittierenden Rückschlägen versehen) erbrachte mit der Zeit eine Veränderung in der Beziehung zwischen Patient und Therapeut. Der Patient wurde selbständiger. Er lernte, sich in seinen zwischenmenschlichen Beziehungen besser abzugrenzen, und begriff mit der Zeit, daß negative Gefühle ebenso Bestandteil einer jeden Beziehung sind wie positive. Die Therapiestunden konnten jetzt seltener stattfinden. Das Autogene Training nahm eine wichtige Funktion bei der Loslösung vom Therapeuten ein. Eine Zeitlang blieb es „*Übergangsobjekt*" (WINNICOTT), d.h., es gab dem Patienten in Abwesenheit des Therapeuten Sicherheit. Der Patient machte es sich zunehmend im Sinne einer zuverlässigen Hilfe in der Alltagsbewältigung zunutze. Fragen und Probleme nahm er mit in den Versenkungszustand und lernte, auf die aus ihm selbst heraus entstehenden Antworten zu warten. Mehrfach wurden in diesem Prozeß Vorsatzbildungen

erarbeitet, die jeweils zur Festigung eines neuen Reifungsschrittes beitru-
gen, z.B. als es um eine Auseinandersetzung mit einem Vorgesetzten ging:
„Ich stelle mich Herrn M. Ich weiß, ich kann mich auf meine Fähigkeiten
verlassen. Ich schaffe es." Ein Jahr nach Ende der Therapie berichtete der
Patient etwas schuldbewußt, daß er Autogenes Training „eigentlich nur
noch selten" übe, es „aber wohl gern wiederaufnehmen" würde. Dieser Verlauf entspricht der Beobachtung von WINNICOTT, daß das Übergangsobjekt
mit der Zeit an Bedeutung verliert und allmählich in Vergessenheit gerät.
WINNICOTT wertet dies als Zeichen dafür, daß das, was der Patient in der
Identifikation mit dem Therapeuten für sich gewinnen konnte, nun
fester Bestandteil seiner eigenen psychischen Struktur (internalisiert) ist.

Wir konnten sehen, daß die Vermittlung des AT durch den Therapeuten
die Beziehung zum Patienten auf bestimmte Art und Weise ausformte. Wir
konnten weiterhin beobachten, wie die organismische Umschaltung jenes
Stadium der Regression bereitstellte, in dem wichtige identifikatorische Prozesse und Internalisierungen vonstatten gehen konnten. Darüber hinaus
stellten wir dar, wie das progressive Moment unter Zuhilfenahme des autogenen Prinzips in die Therapie eingeführt wurde, indem abgewehrte aggressive Impulse der Bearbeitung zugänglich gemacht wurden. Abschließend sei noch erwähnt, daß das die tiefenpsychologisch fundierte Psychotherapie begleitende, zu Hause regelmäßig durchgeführte AT dem Patienten wiederholt vor Augen führt, wie wichtig seine eigene aktive Mitarbeit
bei dem Heilungsprozeß ist.

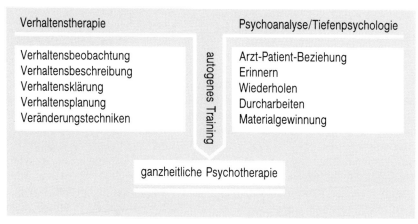

Abbildung 9-1: Autogenes Training als Bindeglied zwischen Verhaltenstherapie und Psychoanalyse

Wir fassen die von uns geschilderten Möglichkeiten, Autogenes Training in der Psychotherapie anzuwenden, in Abbildung 9-1 zusammen.

Eine ganzheitliche Psychotherapie wird unseres Erachtens immer die verschiedenen Sichtweisen psychotherapeutischen Denkens und Handelns von *Verhaltenstherapie* und *Psychoanalyse* mit der *„Körperbeseelung"*, die das Autogene Training bewirken kann, zu verbinden trachten.

Vielleicht kann das von uns geschilderte Vorgehen jenem Mittelweg entsprechen, von dem MERTENS (1986) spricht, wenn er sagt: „Und ebenso ist zu überlegen, ob es zwischen einer rein symptomorientierten Anpassungstheorie und einer psychoanalytisch unerbittlichen Wahrheitssuche als einer idealen Normvorstellung nicht auch noch einen Mittelweg geben kann, ohne die wesentlichen Bestandteile der psychoanalytischen Therapie dabei aufgeben zu müssen."

10
Autogenes Training als Weg

Im vorangegangenen Kapitel haben wir dargestellt, wie in der Psychotherapie mit Autogenem Training der Regression als Entwicklungsschritt die Progression im Sinne einer allmählichen Loslösung und Verselbständigung des Patienten folgt. Diese Entwicklung vollzieht sich natürlich nicht nur bei neurotisch gestörten Menschen, sondern läßt sich in gleicher Weise bei Gesunden beobachten. Auf die Anspannung folgt das Bedürfnis nach Entspannung, auf die kräfteverbrauchende Anstrengung die kräfteschaffende Ruhe und Erholung. Aus Ruhe und Entspannung entwickelt sich wiederum der Drang nach Betätigung. Der Gesunde findet im Autogenen Training eine Hilfe bei der Gestaltung eines ausgeglichenen Neben- und Nacheinander dieser Abläufe.

Wird der Mensch durch eine neurotische Erkrankung in diesem harmonischen Ablauf gestört, d.h., ist er verhaftet in den einem Erwachsenen nicht mehr angemessenen Strategien seiner Realitätsbewältigung, so gewinnt der Rückschritt in der Entwicklung die Überhand. Dies schlägt sich nieder in mannigfachen Symptomen, die unangemessen wirken, z.B. Ängste vor den eigenen Gefühlen und Trieben, Ängste vor den phasengerechten Aufgabenstellungen des Lebens, unsoziale Verhaltensweisen, zu ausgeprägte Ich-Bezogenheit und anderes mehr.

Dieser solchermaßen in seinem Gleichgewicht gestörte Mensch bedarf sehr häufig eines Therapeuten, um aus seiner mißlichen Lage herauskommen zu können. Eine Form, in der dieser Therapeut mit seinem Patienten arbeiten kann, haben wir in den Kapiteln 7 und 9 geschildert.

Wenn wir davon ausgehen, daß ein Patient eine geglückte Therapie durchlaufen hat, daß also seine „Verhärtungen, Krusten, Knoten, (Entwicklungs-)-Hemmungen oder Fehlentwicklungen" (IVERSEN, 1984) in der Therapie gelöst worden sind und sich somit auch seine seelischen Selbstheilungskräfte frei entfalten konnten, stellt sich ihm wie gleichermaßen dem Gesunden, der das AT erlernt hat, erneut die Frage: „Wie geht es weiter?"

Einige Kursleiter sind dazu übergegangen, von Zeit zu Zeit den Teilnehmern an früheren Kursen im Autogenen Training einen „Auffrischungskurs" anzubieten. Ein solcher Kurs kann z.B. drei bis vier Termine umfassen, oder

der Therapeut bietet seinen Patienten in mehrmonatigem Abstand ein Einzelgespräch als Motivationshilfe und zur Klärung offener Fragen an.

Darüber hinaus weisen wir interessierte Kursteilnehmer auf die *Oberstufe* des Autogenen Trainings hin. Wir führen Oberstufenkurse mit zwölf Terminen in vierzehntägigem Abstand durch, so daß ein solcher Kurs etwa ein halbes Jahr in Anspruch nimmt.

In dieser Arbeit führen wir die Teilnehmer in den imaginativen Teil des Autogenen Trainings ein. Auf dem Boden der sicheren Fähigkeit, die organismische Umschaltung herzustellen, machen wir die Übenden in den ersten sechs Kursabenden mit den von J. H. SCHULTZ beschriebenen Inhalten dieser *„autogenen Imagination"* (KRAFT, 1982) bekannt. Es sind dies: Das Auffinden der „Eigenfarbe"; die Aufgabe, das Farbspektrum vor dem inneren Auge zu erleben; das Schauen konkreter Gegenstände; das Erleben und Nachempfinden abstrakter Begriffe; die Entwicklung des Eigengefühls; der Versuch, sich einen anderen Menschen konkret vorzustellen; und schließlich die Fragen an das Unbewußte, z.B. „Was ist der Sinn des Lebens?".

Im zweiten Teil des Kurses strukturieren wir den Übungszeitraum nicht mehr. Der Kursteilnehmer wird aufgefordert, sich ganz loszulassen und alles anzunehmen, was vor seinem inneren Auge erscheint. Dieses zuletzt beschriebene Vorgehen setzen wir bei allen folgenden Oberstufenkursen des gleichen Teilnehmerkreises fort. Der Übende kann damit seiner inneren Eigenheit und Gestimmtheit folgen. Er kann Tagesreste aufnehmen, Gefühlen und Gedanken nachspüren und wird als beobachtender Teilnehmer mit seinem innerseelischen Geschehen vertraut werden. Geübt wird jeweils etwa eine halbe Stunde. In dem zwei Zeitstunden umfassenden Kurs ist bei acht Teilnehmern im Anschluß an die Übungszeit genügend Raum für die Aufarbeitung des Erlebten.

In Abstinenz wird der Kursleiter mit den Übenden die Ergebnisse erörtern und vorsichtige Hinweise geben. Mit Deutungen wird er sparsam umgehen, um die Eigendynamik, die ein solcher in der Oberstufe geförderter Bewußtwerdungsprozeß enthält, nicht zu stören.

Diese kursorische Darstellung der Oberstufe sei ergänzt durch den Hinweis, daß die Vermittlung der Oberstufenarbeit tiefenpsychologisch/psychoanalytisch ausgebildeten Kursleitern vorbehalten bleibt. Der interessierte Leser sei auf die weiterführenden Darstellungen von WALLNÖFER und ROSA hingewiesen.

Aus allem, was bisher in diesem Kapitel gesagt wurde, geht hervor, daß der Weg des Autogenen Trainings den an seiner Weiterentwicklung interessierten Menschen über Jahre hinweg begleiten kann, indem diese Methode ihm immer wieder aufs neue Anstöße vermittelt. Was kann nun derjenige gewinnen, der sich auf diesen Weg einläßt?

Wer regelmäßig im AT seinen Körper sinnenhaft erlebt, wird sich allmählich in diesem Körper immer mehr „zu Hause" fühlen. Und durch diese Möglichkeit, sich zu „behausen", wird er Defizite in jenem Bereich seiner „narzißtischen Wunde" auffüllen können, die durch Gefühle wie „Verlassenheit und Selbstentfremdung" (ASPER, 1990) gekennzeichnet sind. Er wird seinen Körper also nicht mehr als bloße Maschine, „die gefälligst zu funktionieren hat", ansehen, sondern wird sich mehr und mehr als eine leib-seelische Einheit erleben. Eine der vielen nützlichen Folgen dieser *Somatisierung* *(= Körperbeseelung)* ist z.b. die Fähigkeit, sich muskulärer Verspannungen sofort bewußt zu werden und sie durch augenblickliches Nachlassen, Loslassen und Nachgeben in einer Kurzentspannung aufzulösen.

Die Fähigkeit zu dieser Form der *Kurzentspannung* bringt noch eine weitere Wirkung mit sich: Wer sich immer wieder lösen kann, gewinnt *Abstand* zu sich selbst und zu seiner Umgebung. Das kann ihn befähigen, sich z.B. nicht in fruchtlose Auseinandersetzungen hineinziehen zu lassen, sondern beim Wesentlichen zu bleiben. Es kann ihn weiterhin befähigen, die eigenen Interessen genauer wahrnehmen und die seiner Mitmenschen besser verstehen zu können. Die Fähigkeit, beides auseinanderzuhalten, wird sich positiv auf die *Beziehungsmöglichkeiten* des einzelnen auswirken.

Wer auf diese Art und Weise im wahrsten Sinne des Wortes „entspannt" mit seinen Mitmenschen umgehen kann, wird sehr viel Kraft sparen, die er nun anderen Lebensbereichen zuführen kann.

Unter anderem kann er dadurch *Kreativität* und *Produktivität* fördern. Neues kann aus einem selbst heraus nur entstehen, wenn man immer wieder die Gelegenheit hat, sich auf sich selbst zurückzubesinnen und in Ruhe auf den eigentlichen Kern eines Problemes einzustellen. Für diesen schöpferischen Prozeß ist es eine unabdingbare Voraussetzung, sich gedanklich und gefühlsmäßig lösen und auch einmal treiben lassen zu können. Absichtsloses Geschehenlassen auch im Denken, Nachspüren und Fühlen fördert mitunter überraschend Neues in uns zutage. Bisher Undenkbares wird zum bewußt Erlebbaren und kann uns damit neue Wege erschließen („*schwingen*" können).

Ein weiteres Ergebnis einer regelmäßigen autogenen Versenkung ist die Katharsis, d.h. das Abreagieren von gefühlsbedingten Anspannungen durch die Lösung im Autogenen Training.

Fallbeispiel

Ein 46jähriger Kaufmann berichtet, wie er in einer schwierigen Gerichtsverhandlung sehr ruhig hatte sein können. Den übrigen Tag verbrachte er allerdings in einer „eigenartigen Anspannung". Als er abends im Autogenen Training die Verhandlung vor seinem inneren Auge noch einmal einstellte, kam es zu seiner nicht geringen Verwunderung zu dem Gefühl heftiger Wut über die ungerechtfertigten und ungerechten Angriffe seines Prozeßgegners. Nach dem Autogenen Training war die Spannung „verschwunden".

Hier war es also im AT *kathartisch* zu einer Abreaktion jener ihm zunächst nicht bewußten Affektlage gekommen. Zusätzlich stimmte dieses Ereignis den Betreffenden sehr nachdenklich, weil er geglaubt hatte, „mit der Geschichte bin ich längst durch".

In der autogenen Versenkung fördern wir unsere *Introspektions-* und *Reflektionsfähigkeit* und die *kritische Überprüfung der eigenen Position.* Manches, was geflissentlich tagsüber „im Schatten" (C. G. Jung) gehalten wird, tritt im AT hervor, ob es dem Übenden nun gefällt oder nicht. So werden wir nicht umhin können, uns innerhalb des Versenkungszustandes auch mit unseren „Schattenseiten", wie Neid, Konkurrenz, Rivalitätsverhalten und Eifersucht, auseinanderzusetzen.

Fallbeispiel
Ein 36jähriger Stationsarzt berichtet voller Überzeugung, er habe sich heute in einer Auseinandersetzung mit dem Pflegepersonal „endlich einmal so richtig durchgesetzt". Bei dem anschließend geübten Autogenen Training relativierte sich dieser Vorgang plötzlich, und er empfand während des Versenkungszustandes seine Aktion als übertrieben und sachlich nicht gerechtfertigt. In der daraufhin durchgeführten Aussprache mit den Betroffenen konnte er die Situation klären und stellte so den Arbeitsfrieden mit dem Stationspersonal wieder her.

Auf die geschilderte Art und Weise werden wir mit der Zeit *Einstellungen* und *Verhaltensweisen ändern* können, die einer vollständigen Entfaltung der in uns angelegten Möglichkeiten entgegenstehen. Im entspannten Versenkungszustand „hält uns unser Unbewußtes den Spiegel vor". Wir werden mit *unserem „Realbild konfrontiert".* Als Ergebnis kommt es zu einer langsamen *Bewußtwerdung* der eigenen Persönlichkeit, zur *Selbstwerdung.* Ermöglicht wird damit letztendlich ein Leben, in dem die uns mitgegebenen Anlagen ausgeschöpft werden können. Und schließlich werden wir mit der Zeit dadurch zu Haltungsänderungen uns selbst und anderen Menschen gegenüber befähigt.

Dieser den Menschen über Jahre hinweg begleitende Prozeß mit Hilfe des Autogenen Trainings geht weit über das hinaus, was wir rational mit dem lerntheoretischen und dem psychoanalytischen Modellansatz erfassen können. Sie können nur „wertvolle Wegklärungen" (Schultz) liefern. Die letzte „Wesenserschließung" der sich im AT vollziehenden Abläufe und Entwicklungen können sie uns jedoch noch nicht geben. Jene „Wesenserschließung" wird nur dem zuteil werden, der sich konsequent und konstant immer wieder aufs neue in der organismischen Umschaltung dem eigenen Wesen und damit dem eigenen Persönlichkeitskern stellt.

Zum Ende unserer Ausführungen sollen hier zwei Bilder stehen, die ein wegen eines Herzinfarktes frühpensionierter 47jähriger Ingenieur in der Oberstufe des Autogenen Trainings gesehen hat.

Zu Beginn der Therapie schilderte der recht zwanghaft strukturierte Mann: „Ich befinde mich inmitten einer Burg. Die Mauern sind hoch. Es ist kalt. Ich friere. Obgleich ich der Burgherr bin, fühle ich mich eingeschlossen, einsam und allein. Ich habe große Sehnsucht nach dem Leben außerhalb der Mauern. Gleichzeitig empfinde ich jedoch auch große Angst davor."

Zweieinhalb Jahre später beschreibt er folgendes Bild: „Ich befinde mich außerhalb der Burg. Hinter mir liegt die Burgmauer, in die ich ein großes Loch geschlagen habe. Um mich herum sehe ich blühende Obstgärten. Es ist Frühling. Ich fühle mich leicht, voller Aufbruchstimmung. Ich weiß jedoch genau, woher ich gekommen bin, und ich weiß, daß ich den einmal eingeschlagenen Weg weitergehen will."

D
Kurskonzepte

11
Gruppenarten

In der Vermittlung des Autogenen Trainings wird am häufigsten die *hetero-gene* und *geschlossene* Gruppe zur Anwendung kommen. Geschlossen be-deutet hier, daß mit den gleichen Teilnehmern der gesamte Kurs durchge-führt wird. Auch wenn jemand zwischenzeitlich aufhört, wird niemand nachrücken. Vorteile dieser Organisationsform sind: ein stetig wachsendes Vertrauen der Gruppenteilnehmer untereinander und zum Kursleiter. Damit können sich Stabilität und Kontinuität in den Beziehungen innerhalb der Gruppe herausbilden. Dies sind wichtige Stützpfeiler für eine erfolgreiche Vermittlung des Autogenen Trainings. Das gilt insbesondere für Gruppen, in denen sich sehr viele Teilnehmer mit neurotischen oder psychosomatischen Störungen befinden. Heterogen sind die Gruppen in der Zusammensetzung hinsichtlich Alter, Geschlecht und des Vorliegens der verschiedensten orga-nischen oder psychischen Beeinträchtigungen. Die Zusammensetzung wird sich wesentlich am Erfahrungsstand des Therapeuten orientieren müssen. Legen wir das psychoanalytische Denkmodell zur Beschreibung von Per-sönlichkeitsstrukturen zugrunde, so können wir dies auch folgendermaßen formulieren: Zu viele Teilnehmer mit einer depressiven Persönlichkeits-struktur werden in einer Gruppe eher einen Sog in Richtung einer depressi-ven Traurigkeit entstehen lassen. Besteht die Gruppe aus vorwiegend zwanghaft strukturierten Patienten (s. auch Abschn. 8.5.4), so wird es im Verlauf der Arbeit vermutlich häufiger zu einem zähen Machtkampf zwi-schen den betreffenden Gruppenteilnehmern und dem Kursleiter kommen. Oder aber es bildet sich ein Klima trotzigen Beharrens und risikoarmen Ab-wehrens in der Gruppe. Überwiegen Kursteilnehmer mit hysterisch struk-turierten Persönlichkeiten, so wird es zwar in der Gruppe sehr lebhaft und lebendig zugehen, allerdings kann es geschehen, daß bei den farbigen Schil-derungen dieser Patienten anschließend kein Raum mehr für die anderen Teilnehmer oder auch den Kursleiter bleibt.

Anders stellt sich die Situation z.B. in Kurkliniken oder in Spezialkliniken dar. Hier werden sich *homologe* Gruppen zusammenfinden, d.h. Patienten, die das Schicksal einer gemeinsamen Krankheit teilen. Dementsprechend wird sich die Arbeit mit dem AT auch an diesen spezifischen Störungen aus-zurichten haben.

An Kliniken wird es wegen der Fluktuation auch offene oder halboffene Gruppen geben. Für die Vermittlung des AT ist dies nicht so günstig, weil sich keine stabilen Beziehungen unter den Gruppenmitgliedern bilden können. Eher sollte hier auf die Jacobson-Relaxation zurückgegriffen werden, für deren Vermittlung die Beziehung der Gruppenmitglieder untereinander nicht so bedeutungsvoll ist.

Im Verlauf des Buches haben wir verschiedentlich Kurse im Rahmen der Erwachsenenfortbildung (Volkshochschulen) oder der Gesundheitsvorsorge (z.B. Kneipp-Vereine) erwähnt. Der ärztliche Kursleiter wird in diesen Kursen rasch erkennen, daß hier viele Menschen mit zum Teil ausgeprägten Gesundheitsstörungen teilnehmen. Ihnen wird seine besondere Aufmerksamkeit gelten, und er wird behutsamer mit ihnen umgehen als mit Gesunden. Die ärztliche Berufsordnung verbietet ihm ärztliches Handeln im Rahmen solcher Kurse. Dies bedeutet für den Arzt oftmals eine Gratwanderung. In Zweifelsfällen ist er gut beraten, offensichtlich kranke Gruppenmitglieder auf AT-Kurse in Arztpraxen zu verweisen.

Die Zahl der Teilnehmer eines Kurses wird sich nach dessen Zielsetzung richten. In einem therapeutisch ausgerichteten Kurs wird unserer Erfahrung nach die richtige Gruppengröße mit neun bis zwölf Teilnehmern erreicht sein. Die mitgeteilten Erfahrungen werden vielfältig genug sein, um einen interessanten Arbeitsablauf zu gewährleisten.

Ein Kurs im Rahmen der ärztlichen Fortbildung wird mit 20 Teilnehmern nicht überfüllt sein, sofern als Zeiteinheit jeweils mindestens 90 Minuten zur Verfügung stehen. In größeren Gruppen kann inhaltlich nur noch eine Einführung in das Autogene Training vermittelt werden, da ein Erfahrungsaustausch sehr erschwert ist.

12
Grundkurs

Wer Autogenes Training in der Klinik oder als niedergelassener Arzt vermitteln will, sollte in jedem Fall durch ein oder mehrere Vorgespräche die Indikation klären. Für den niedergelassenen Arzt, der Autogenes Training für „seine" Patienten anbietet, erübrigt sich dies aus seiner Kenntnis der Patienten heraus natürlich. Bekommen wir Patienten zum Autogenen Training überwiesen, so interessieren uns zum einen organische und psychische Vorerkrankungen, zum anderen ist die Motivation des Betreffenden zu klären. Kommt er nur, weil sein Arzt ihn „geschickt" hat oder weil es gerade „schick" ist, Autogenes Training zu lernen? Was erwartet er von dieser Methode? Unrealistische Vorstellungen müssen im Vorgespräch geklärt werden, damit es nicht während des Kurses aus Enttäuschung über die nicht erfüllten Erwartungen zum Abbruch kommt. Wir werden uns auch überlegen, ob bei einer ernsthafteren neurotischen Störung das Erlernen des AT ausreicht. Oftmals vereinbaren wir mit dem Patienten aus gemeinsamen diesbezüglichen Überlegungen einen stufenförmigen Aufbau einer Psychotherapie, in der zunächst das AT erlernt wird und dann eine tiefenpsychologisch fundierte oder analytische Psychotherapie eingeleitet wird. Vor allen Dingen dient das Vorgespräch auch zur Herstellung einer Beziehung zwischen Arzt und Patient. Hier wird die Grundlage für ein tragfähiges Arbeitsbündnis gelegt.

Nach den am 1.10. 1987 in Kraft getretenen *„Psychotherapie-Richtlinien"* der Kassenärztlichen Bundesvereinigung ist die Gruppengröße bei „übenden Verfahren" auf zehn Teilnehmer beschränkt worden. Die Zeit wurde auf „mindestens fünfzig Minuten" festgelegt. Dies scheint uns die allerunterste Grenze des Vertretbaren zu sein, wobei in der ersten Stunde aufgrund des ausführlichen Eingehens auf theoretische Aspekte diese Zeit ohnehin nicht ausreicht. Bei einigem Geschick des Kursleiters lassen sich in sechzig Minuten neben zwei Übungsphasen auch der Erfahrungsaustausch unter den Gruppenteilnehmern und das Eingehen des Gruppenleiters auf jeden einzelnen unterbringen.

Nachdem die Bemessungsgrenze gemäß den Psychotherapie-Richtlinien bei zwölf Sitzungen für das Autogene Training liegt, bietet es sich für die Aufteilung dieser zwölf Sitzungen auf einen Grund- und einen Aufbaukurs an, sieben Sitzungen für den Grundkurs zu reservieren. In jeder Stunde kann eine neue Übung durchgenommen werden. Die siebte Stunde dient dann — wie im entsprechenden Abschnitt dargestellt — der Wiederholung und dem Ausblick auf den folgenden Aufbaukurs.

Tabelle 12-1 zeigt die zusammenfassende Darstellung eines Grundkurses. wie er von uns durchgeführt wird

Tabelle 12-1: Zusammenfassende Darstellung eines Grundkurses (Erf.ber. = Erfahrungsbericht)

1. Stunde	2. Stunde	3. Stunde	4. Stunde	5. Stunde	6. Stunde	7. Stunde
Vorstellung	Erf.bericht	Erf.ber.	Erf.ber.	Erf.ber.	Erf.ber.	Erf.ber.
Theoretische Einführung Körperhaltung Zurücknehmen *Schwereübung* 1. Üben = ca. 2 Min. Erf.ber. 2. Üben Erf.ber.	Weg-scheiderscher H.G. 1. Üben = ca. 4 Min. Erf.ber. *Wärmeübung* 2. Üben Erf.ber.	1. Üben = ca. 6 Min. Erf.ber. *Atemerlebnis* 2. Üben Erf.ber.	1. Üben = ca. 8 Min. Erf.ber. *Herzerlebnis* 2. Üben Erf.ber.	1. Üben = ca. 10 Min. Erf.ber. *Leibwärme-Übung* 2. Üben	1. Üben = ca. 12 Min. Erf.ber. *Kopf-Stirn-Übung* 2. Üben Erf.ber.	1. Üben Erf.ber. mit Wiederholung aller Kursinhalte 2. Üben Erf.ber. Ausblick

Die angegebenen Übungszeiten sind als Anhaltswerte zu verstehen. Selbstverständlich ist jeder Übungsteilnehmer frei, entsprechend seiner Befindlichkeit jederzeit zurückzunehmen.

Bei Grundkursen, die im Rahmen der ärztlichen Fortbildung stattfinden, erweitert sich die Thematik des Kurses um die Erörterung physiologischer und psychologischer Grundlagen, die ausführlichere Darstellung von Indikationen und Kontraindikationen sowie Fragen der Methodik und Didaktik. Die Teilnehmerzahl sollte 20 nicht überschreiten.

Der zeitliche Ablauf könnte folgendermaßen gestaltet werden:

- 15-20 Minuten   In der 1. Kursstunde Einführung.
                   Ab der 2. Kursstunde Erfahrungsbericht.
- 2-12 Minuten   1. Üben
- 5-10 Minuten   Erfahrungsbericht
- ca.15 Minuten   Einführung in die neue Übung
- 2 -12 Minuten   2. Üben
- 10 - 15 Minuten Erfahrungsbericht mit Hinweisen für das
                   häusliche Üben.

Wie die angegebenen Zeiträume anzeigen, kann der Ablauf eines Kurses je nach den augenblicklichen Erfordernissen jedoch in erheblichem Maß in seiner zeitlichen Aufteilung variiert werden.

Tabelle 12-2: Zusammenfassende Darstellung eines Aufbaukurses

1. Stunde	2. Stunde	3. Stunde	4. Stunde	5. Stunde
Erf.bericht über die vergangenen Monate	Erf.bericht	Erf.bericht	Erf.bericht	Erf.bericht
	Wiederholung v. Herz, Leib, Kopf	Konzentrationshilfen	Vorsatzbildung	Weitere Arbeit an d. Vorsatzbildungen
1. Üben = ca. 10. Min.		1. Üben = ca. 10 Min.	Üben ca. 15 Min.	
	1. Üben = ca. 10 Min.			Üben = ca. 15 Min.
Erf.bericht		Erf.bericht	Erf.bericht	
	Erf.bericht			Erf.bericht
Wiederholung v. Schwere, Wärme, Atmung		Umgang mit Schmerzen u. Schlaflosigkeit	Weitere Anleitungen für die Vorsatzbildungen	
	Schulter-Nacken- Übung			
		Konzentrationshilfen		
2. Üben	2. Üben	2. Üben		
Erf.bericht	Erf.bericht	Erf.bericht		

Im Rahmen der ärztlichen Fortbildung erweitert sich das Kursprogramm um die Abhandlung didaktischer Aspekte bei der Erarbeitung der verschiedenen Kursthemen. Weiterhin werden tiefenpsychologische/analytische Abläufe deutlich gemacht: Übertragung, Gegenübertragung, Widerstand, Gruppendynamik. Kollegiale Supervision.

Tabelle 12-3: Zusammenfassende Darstellung eines Oberstufenkurses (eine Kursstunde = 90-120 Minuten)

1. Stunde	2. Stunde	3. Stunde	4. Stunde	5. Stunde	6. Stunde	7. Stunde
Wieder-holung d. Konzentrationshilfen	Erf.bericht	Erf.bericht	Erf.bericht	Erf.bericht	Erf.bericht	Erf.bericht
	Farbspektrum	Schau konkreter Gegenstände	Schau abstrakter Begriffe	Eigengefühl	Schau eines anderen Menschen	Fragen an das Unbewußte
Entwicklung d. Eigenfarbe	Üben = ca. 30-45 Min.		Üben	Üben		freie Imagination
		Üben	Erf.bericht	Erf.bericht	Üben	Üben
1. Üben = ca. 30 Min.	Erf.bericht	Erf. bericht			Erf.bericht	Erf.bericht
Erf.bericht						
Evtl. 2. Üben						
Erf.bericht						

13
Aufbaukurs

Nach dem Vorhergesagten wird der niedergelassene Arzt für seinen Aufbaukurs fünf Termine zur Verfügung halten. Auch diese werden wieder mindestens fünfzig Minuten betragen. Die Teilnehmerzahl wird ebenfalls bei zehn liegen.

Auch vor einem Aufbaukurs empfiehlt sich ein Vorgespräch, um sich über das gegenwärtige Befinden des Teilnehmers zu orientieren. Dabei kann auch der Übungsstand der Gruppenmitglieder in Erfahrung gebracht werden. Besondere Schwierigkeiten, die sich aus der individuellen Situation des Betreffenden ergeben, werden erörtert. Der Kursleiter wird dadurch zu Beginn des Kurses bereits einen recht guten Überblick gewonnen haben und sein Kurskonzept dementsprechend einrichten. Wir hatten erwähnt, daß die Bandbreite eines solchen Aufbaukurses sehr groß sein kann. Unsere Zusammenfassung in der Tabelle 12-2 ist deshalb als Vorschlag zu verstehen, den auch wir entsprechend den in einem Aufbaukurs von seiten der Teilnehmer gegebenen Voraussetzungen variieren.

Es sei noch einmal unterstrichen, daß die Arbeit an Vorsatzbildungen in dem begrenzten Rahmen eines solchen Aufbaukurses allenfalls einführenden Charakter haben kann. Tiefergehende bzw. konfliktreichere Probleme wird man besser im Einzelgespräch bearbeiten. Für eine Einführung in die Arbeit mit Vorsatzbildungen eignet sich besonders ein von den Teilnehmern häufig gewünschtes Thema, die Raucherentwöhnung.

14
Oberstufenkurs

Im vorliegenden Buch haben wir die explizite Darstellung der Oberstufe des Autogenen Trainings auf wenige Anmerkungen beschränkt. Der aufmerksame Leser wird jedoch erkannt haben, daß für den im AT Erfahrenen eine klare Trennung zwischen dem Vollzug der Grundstufe in Form der organismischen Umschaltung einerseits und der dann im Versenkungszustand möglichen Imagination andererseits gar nicht möglich ist. Der Übergang ist fließend. Bereits die von uns geschilderte Arbeit an den Vorsatzbildungen beinhaltet das Aufnehmen des sich im Versenkungszustand anbietenden Materials.

In unseren Oberstufenkursen fördern wir die Fähigkeit der Teilnehmer zu dieser Zwiesprache mit sich selbst. Dies kann in den ersten sechs Doppelstunden mit Hilfe der von J. H. SCHULTZ angegebenen Übungen geschehen. Ebenso kann die Gestaltung der Imagination aber auch von Anfang an den Teilnehmern freigestellt werden. Die in der freien Imagination dem Bewußtsein zufließenden Inhalte werden auch in den von J. H. SCHULTZ systematisierten Beobachtungen wiedergegeben, ohne sich allerdings an deren Reihenfolge zu halten. Tabelle 12-3 zeigt zusammenfassend einen möglichen Oberstufenkurs.

E
Anhang

15
Richtlinien zur berufsbegleitenden Weiterbildung in Autogenem Training

Im folgenden geben wir die aktuellen Weiterbildungsrichtlinien der *Deutschen Gesellschaft für ärztliche Hypnose und autogenes Training e. V.* für das Autogene Training wieder.

Vorbemerkung: Die berufsbegleitende Weiterbildung im Bereich der Psychotherapie erfordert außer dem Aneignen gründlicher methodischer Kenntnisse in einzelnen Verfahren (Detailkenntnisse des jeweiligen Konzeptes, seiner theoretischen Grundlagen und seiner praktischen Durchführung) vor allem Selbsterfahrung.

Damit ist für das Autogene Training eine angemessene Eigenerfahrung (i.S. des Selbstübens, respektive Selbsterlebens) gemeint.

In diesem Sinn stellt der nachfolgend aufgeführte Weiterbildungskatalog eine Minimalforderung dar.

Therapeutenqualifikation

Die Mindestweiterbildungsdauer beträgt 18 Monate. Es muß die Teilnahme an 30 Doppelstunden zur Einführung in die Grundlagen des AT nachgewiesen werden.

Dabei sind Kurse denkbar, die acht Doppelstunden umfassen und deren Termine in wöchentlichem oder vierzehntägigem Abstand stattfinden (z.B. 4 x 8 Doppelstunden). Ebenso erscheinen 6 x 5 Doppelstunden oder 5 x 6 Doppelstunden möglich. Dies ist die übliche Kursform bei den Psychotherapiekongressen. Die ausschließliche Vermittlung des AT in Wochenendkursen mit fünf Doppelstunden kann dem Übenden zwar Kenntnisse und erste Erfahrungen mit dieser Methode vermitteln, nicht jedoch die umfassende Erfahrung, die als notwendige Voraussetzung für eine qualifizierte Weitervermittlung zu fordern ist.

Unterstrichen sei noch einmal die entscheidende Bedeutung des selbsttätigen Übens zwischen den einzelnen Kursen. Nur durch sie ist ein ausreichendes Selbsterleben gewährleistet.

Folgende Inhalte müssen erarbeitet werden:

- Die sechs Übungen der Grundstufe mit besonderer Betonung des Selbsterlebens und -erfahrens. Der Weiterbildungsteilnehmer soll für sich nachvollziehen können, was J. H. SCHULTZ mit „Somatisierung" („Verleiblichung") gemeint hat. Besonderes Schwergewicht ist auf den kollegialen Erfahrungsaustausch der Übungsteilnehmer zu legen. Hierbei wird den Schwierigkeiten der Kursteilnehmer das besondere Interesse und die Fürsorge des Kursleiters gelten. „Störungen" sind entsprechend dem Weiterbildungsstand der Teilnehmer auch unter psychodynamischen Gesichtspunkten (Übertragung, Gegenübertragung und Widerstand) zu bearbeiten.
- Physiologische und psychologische Grundlagen des AT. Das AT ist die mit den Mitteln der experimentellen Physiologie am gründlichsten erforschte Entspannungsmethode. Dies sollte den Kursteilnehmern vermittelt werden. Zur Vermittlung der psychologischen Grundlagen gehört auch die Darstellung der drei für das AT wichtigen theoretischen Konzepte:
  1. Das lerntheoretische Konzept
  2. Das biokybernetische Konzept
  3. Das psychodynamische (psychoanalytisch orientierte) Konzept.
- Indikation, Kontraindikation, Grenzen.
- Gemeinsamkeiten mit und Unterschiede zu verwandten Psychotherapiemethoden.
- Methodik und Didaktik auch unter Berücksichtigung der Unterschiede von Einzel und Gruppenarbeit.
- Erarbeitung von Vorsatzbildungen. Hierbei sollen die biographische Anamnese, tiefenpsychologische und verhaltenstherapeutische Aspekte beachtet werden.
- Integration des AT in psychotherapeutische, psychosomatische und psychiatrische Behandlungspläne.
- Das Erwerben von Kenntnissen und Erfahrungen in anderen hypnosuggestiven Verfahren wird empfohlen.

Da das AT nur von demjenigen sinnvoll vermittelt werden kann, der über Grundkenntnisse tiefenpsychologischer, psychosomatischer und psychiatrischer Zusammenhänge verfügt, halten wir den Erwerb solcher Kenntnisse *zusätzlich zu* den o.a. Inhalten für erforderlich. Ihr Umfang orientiert sich an den für die „psychosomatische Grundversorgung" geforderten Kenntnissen.

Mindestens ist nachzuweisen:
- Seminar zur biographischen Anamneseerhebung unter neurosenspezifischen Gesichtspunkten (5 Doppelstunden)
- Allgemeine Psychopathologie (5 Doppelstunden)
- Allgemeine Neurosenlehre (10 Doppelstunden)
- Einführung in die psychosomatische Medizin (10 Doppelstunden)
- Differentialdiagnostik psychischer Erkrankungen insbesondere hinsichtlich psychotischer Zustände (5 Doppelstunden)
- Balintgruppe (25 Doppelstunden)

Dozentenqualifikation
Voraussetzungen für den Erwerb der Dozentenqualifikation:
- Zusatzbezeichnung Psychotherapie
- Zwei Jahre Erfahrung in der Therapie mit dem AT
- Zwei Supervisionskurse
- Tätigkeit als Co-Leiter

16
Glossar

Abstinenz: in der Psychoanalyse ist damit gemeint, daß der Therapeut sich so verhalten soll, daß der Patient in der Therapie die geringstmögliche Ersatzbefriedigung für seine Symptome findet. Weitergefaßt könnte man auch von „Zurückhaltung" des Therapeuten sprechen, in der auch dieser darauf verzichtet, eigene Bedürfnisse in der Therapie durch den Patienten zu befriedigen.

Affekt: heftige Gefühlswallung, z.B. Haß, Freude.

Antizipation: Vorwegnahme

Autosuggestion: s. Suggestion.

Borderline: wörtlich = Grenzlinie. Psychisches Krankheitsbild mit vielschichtigen Symptomen, das weder einer Neurose noch einer Psychose zuzuordnen ist. In psychoanalytischen Denkansätzen wird die Ätiologie auf eine frühe Störung zurückgeführt, durch die es zu keiner ausreichenden Differenzierung der Selbst-Objekt-Wahrnehmung gekommen ist. So liegen zum Beispiel maßlose Wut und idealisierendes Anklammern in der Beziehung zu einem anderen Menschen unvermischt nebeneinander und können abrupt auftreten.

Denaturierung: seiner Natur beraubt.

Dystonie: gestörte Spannung. *Vegetative Dystonie:* Störung des Wechselspiels zwischen Vagus und Sympathikus mit zahlreichen möglichen Symptomen, z.B. Schwitzen, erhöhte Muskelerregbarkeit, wechselnde Pulszahl, schwankender Blutdruck, Durchfall, Verstopfung.

Empathie: Einfühlung; inneres Mitgehen und Verstehen seelischer Vorgänge eines anderen Menschen.

ergotrop: Einstellung des vegetativen Nervensystems auf Leistung mit Bereitstellung von Energie.

Eutonie: normale Spannung; Gleichgewicht zwischen Sympathikus und Parasympathikus.

Fokus: umschriebener neurotischer Konflikt, auf dessen Bearbeitung sich die Fokaltherapie im wesentlichen beschränkt.

Frühstörungen: Im psychoanalytischen Denkmodell gebräuchliche Bezeichnung für Störungen, die vor der Konstellation der ödipalen Triangulierung ihren Ursprung haben. Hierzu gehören das Borderline-Syndrom, die narzißtische Störung und die psychosomatischen Erkrankungen.

Hautrezeptoren: Aufnahmeeinrichtungen von Nervenzellen für den Empfang von Tast , Wärme und Kälteempfindungen.

Head Zonen: Hautgebiete, die ihre sensiblen Nervenfasern aus demselben Rückenmarksegment beziehen und dadurch mit bestimmten inneren Organen in Verbindung stehen.

Heterosuggestion: s. Suggestion.

Hirnstamm: stammesgeschichtlich ältester Teil des Gehirns; anatomisch: Gehirn ohne Hirnmantel; Sitz der für die vegetativen Abläufe zuständigen Zentren.

Homöostase: Konstanz des inneren Milieus des Körpers mit Hilfe von Regelsystemen. Damit wird ein dynamisches Gleichgewicht zum Ausgleich von Umweltveränderungen aufrechterhalten.

Hypnose: durch Fremdsuggestion herge-
stellter Zustand eingeengten Bewußtseins mit den Kennzeichen herabgesetz-
ter Kritikfähigkeit, eines besonderen
Rapports zum Hypnotiseur, erhöhter
Beeinflußbarkeit und häufig auch eines
verminderten Wachheitsgrades.

Hypnoid: hypnoseartiger Zustand, wie
man ihn auch im AT erreicht.

Ich-dyston: Eigenschaft oder Verhalten,
das als der eigenen Persönlichkeit nicht
zugehörig erlebt wird.

Ich-synton: Eigenschaft oder Verhalten,
das der eigenen Persönlichkeit als zugehörig erlebt wird.

Identifikation: Gleichsetzung. Unbewußter Vorgang, durch welchen man je-
mandem ähnlich sein möchte. So kann
sich z.b. das Kind mit einem Elternteil
identifizieren und dadurch dessen Rolle
übernehmen.

Ideoplasie: Unbemerkte Beeinflussung
einer Handlung durch einen Gedanken
oder eine Vorstellung.

Introspektion: Beobachtung und Wahrnehmung des eigenen Erlebens.

isometrische Anspannung: Anspannung
eines oder mehrerer Muskeln, ohne daß
es dadurch zu einer Bewegung des entsprechenden Körperteils kommt.

Jacobsonsches Entspannungstraining (=
progressive Muskelrelaxation): entwickelt von dem amerikanischen Arzt E.
JACOBSON (1928). In den USA weitver-
breitete Entspannungsmethode, in der
durch Konzentration auf einen sich wiederholenden Wechsel von Anspannung
und Entspannung in verschiedenen
Muskelgruppen ein entspannter Zustand erreicht wird, der die gleichen
Qualitäten aufweisen kann, wie sie für
die organismische Umschaltung des AT
beschrieben werden.

Katalyse: aus der Chemie stammender
Begriff, der einen Vorgang bezeichnet,
bei dem ein Stoff eine chemische Reaktion beschleunigt, ohne dabei selber
verändert zu werden.

Katharsis: Abreaktion von belastenden
Gefühlen und Erlebnissen.

Körperschema: in der Hirnrinde vorhandene Vorstellung vom eigenen Körper;
entsteht durch die verschiedenen Sin-
nesreize.

Konditionierung: Vorgang, bei dem bedingte (erworbene) Reflexe entstehen.
1. Klassisches Konditionieren: ein ange-
borener Reflex wird mit einem beliebigen Reiz verknüpft (PAWLOW).
2. Operantes Konditionieren: Lernen
am Erfolg. Jeder einzelne Lernschritt
wird durch Belohnung verstärkt.

Konflikt: Aufeinandertreffen zweier oder
mehrerer einander widersprechender
Interessen, Vorstellungen oder Strebun-
gen in einer Person. Entscheidend für
die Neurosenentstehung sind die unbewußten Konflikte.

Kontemplation: beobachtende Versun-
kenheit.

Libido: die jeden Trieb begleitende psychische Energie. FREUD verstand später
darunter den dem Todestrieb entgegenstehenden Lebenstrieb. Der Ausdruck
„libidinöse Besetzung des eigenen Körpers" wird im vorliegenden Text i.S. einer positiven, zärtlichen Haltung dem
eigenen Körper gegenüber gebraucht.

myoelektrisch: Synonym für elektromyo-
graphisch. Die Elektromyographie
(EMG) ist eine Methode zur Registrie-
rung von elektrischen Potentialen, die
bei Bewegungen in der Muskulatur entstehen.

Neurophysiologie: die Lehre von den
normalen Lebensvorgängen im Nervensystem.

Neurose: psychisch bedingte Gesund-
heitsstörung. Nach S. FREUD sind ihre
Symptome unmittelbare Folge und sym-
bolischer Ausdruck eines krankma-
chenden unbewußten seelischen Konfliktes.

Objektbeziehung: Beziehung zu einem
anderen Menschen.

Parasympathikus: s. vegetatives Nervensystem.

Phasenlehre der Psychoanalyse: Schema kindlicher Entwicklungsphasen. Es bezieht sich auf einzelne erogene Zonen, die nach S. FREUD in verschiedenen Altersstufen des Kleinkindes von vorrangiger Wichtigkeit sind. 1. Lebensjahr — orale Phase, 2. 3. Lebensjahr — anale Phase, 4. 6. Lebensjahr — phallische Phase. An die verschiedenen Phasen sind bestimmte in diesen Phasen vorherrschend abgehandelte Grundkonflikte gebunden.

Phobie: sich zwanghaft aufdrängende Angst vor bestimmten Gegenständen oder Situationen, z.b. die Angst vor geschlossenen Räumen (Klaustrophobie).

Psychose: Geisteskrankheit. *Exogene Psychosen* werden durch organische Krankheiten oder Miterkrankungen des Gehirns ausgelöst, z.b. das Delirium tremens des chronischen Alkoholikers. Zu den *endogenen Psychosen* zählen die Zyklothymie (manisch-depressive Erkrankung) und die verschiedenen Formen der Schizophrenie.

Psychosomatik: Lehre vom Zusammenwirken psychischer und organischer Faktoren bei der Entstehung von Krankheiten. U. a. versteht man darunter, daß ein chronisch gewordener neurotischer Konflikt über das vegetative Nervensystem schließlich zu somatischen Veränderungen im Organsystem führt.

Reflex: *bedingte Reflexe* werden durch Konditionierung erworben. *Unbedingte Reflexe* sind angeboren, z.B. die Magensaftsekretion bei Nahrungsaufnahme.

Reflexionsfähigkeit: die Fähigkeit, sich mit innerseelischen Prozessen auseinanderzusetzen.

schizoid: Bezeichnung für eine Persönlichkeitsstruktur, die durch den Grundkonflikt Sehnsucht nach Nähe versus Angst vor Hingabe und Abhängigkeit gekennzeichnet ist. Menschen mit einer schizoiden Persönlichkeitsstruktur müssen sich nach außen schützen durch kühles bis arrogantes Verhalten.

Schizophrenie: zu den endogenen Psychosen gehörende Geisteskrankheit, deren Entstehung bislang nicht geklärt ist. Organische (stoffwechselbedingte) und reaktive Faktoren werden diskutiert; äußert sich u.a. in Wahnvorstellungen und Sinnestäuschungen.

Spasmolytikum: krampflösendes Mittel.

Strukturmangel der Persönlichkeit: im Gegensatz zu einem aktuellen neurotischen Konflikt eine charakterbildende chronische Veränderung. J. H. SCHULTZ beschrieb dies mit dem Ausdruck „Kernneurose".

Suggestion: Beeinflussung unter Umgehung des kritischen Verstandes mit Hilfe von affektgetönten Vorstellungen; ein Vorgang, der besonders wirksam im Zustand der Bewußtseinseinengung vonstatten geht. *Autosuggestion:* Selbstbeeinflussung. *Heterosuggestion:* Fremdbeeinflussung.

Supervision: in der Psychotherapie gebräuchliche Bezeichnung für jede Form von kontrollierter Anwendung einer Behandlungstechnik.

Sympathikus: s. vegetatives Nervensystem.

Tiefenpsychologie: Sammelbegriff für psychologische Lehren, die die Existenz eines Unbewußten annehmen.

Trieb: angeborene Strebung, deren Spannung durch Befriedigung aufgehoben werden kann.

trophotrop: Einstellung des vegetativen Nervensystems auf Nahrungsaufnahme, Verwertung und Erholung.

Übergangsobjekt: von WINNICOTT eingeführter Ausdruck, bezeichnet beim Kleinkind den Gegenstand (z.B. eine Puppe, den Teddybär, einen Bettzipfel), der dem Kind symbolhaft die Mutter bei deren Abwesenheit ersetzt. Es handelt sich um ein normales Phänomen das dem Kind den Übergang von der ersten (oralen) Beziehungsform zur Mutter zu reiferen Beziehungsformen auch zu anderen Menschen ermöglicht. Damit verliert das Übergangsobjekt dann irgendwann an Bedeutung für das Kind.

Urheberschaft STERN, 1996): Wichtiger Bestandteil des „Kern-Selbst". Gemeint ist das Empfinden, „der Urheber eigener Handlungen und Nicht-Urheber der Handlungen anderer Menschen zu sein". Dazu gehören 1. die Empfindung eines Wollens, die einer motorischen Aktivität vorausgeht; 2. das propriozeptive Feedback, das während der Handlung auftritt oder ausbleibt, und 3. die Voraussagbarkeit der Konsequenzen, die die Handlung nach sich ziehen wird.

vegetatives Nervensystem: autonomes oder unwillkürliches Nervensystem. Die Gesamtheit der dem Willen und dem Bewußtsein entzogenen Nervenzellen. Regelt die Lebensfunktionen Atmung, Stoffwechsel, Verdauung, Sekretion u.a. Enge Wechselbeziehungen mit allen anderen Steuerungseinrichtungen des Körpers und allen seelischen Vorgängen. Das vegetative Nervensystem besteht aus 1. Sympathikus, 2. Parasympathikus, 3. intramuralen (wandständigen) Nervenzellen in den Hohlorganen (z.B. Magen, Darm, Blase). *Sympathikus:* vermittelt die ergotrope Stoffwechsellage mit Energiebereitstellung und Entladung. *Parasympathikus:* vermittelt die trophotrope Stoffwechsellage mit Energiespeicherung und Erholung. Sympathikus und Parasympathikus wirken stets gleichzeitig und stehen unter normalen Umständen in einem ausgeglichenen Wechselspiel.

Vigilanz: Wachsamkeit, Wachheit, Aufmerksamkeit.

Bei der Erstellung des Glossars wurde auf folgende Quellen zurückgegriffen:

PETERS, U. H.: Wörterbuch der Psychiatrie und medizinischen Psychologie. Urban und Schwarzenberg, München — Wien — Baltimore 1977

LA PLANCHE, J., J. B. PONTALIS: Das Vokabular der Psychoanalyse, Suhrkamp, Frankfurt a. M. 1986

PSCHYREMBEL, W.: Klinisches Wörterbuch. Walter de Gruyter, Berlin—New York 1982

17
Literaturverzeichnis

ANGERER, C.: Förderung der Übungsmotivation beim autogenen Training. Diplomarbeit an der Naturwissenschaftlichen Fakultät der Leopold-Franzens Universität Innsbruck, 1994

ANZIEU, D.: Das Haut-Ich. Suhrkamp, Frankfurt a.M. 1996

ASPER, K.: Verlassenheit und Selbstentfremdung. dtv, München 1990

BAROLIN, G.: Psychotherapie im höheren Lebensalter.Psychother. med. Psychol., 34 (1984) 10-16

BARTL, G.: Der Umgang mit der Grundstörung in der Allgemeinmedizin. Ärztliche Praxis und Psychotherapie, 5. Jg. Nr. 3, 3-18, 1983

BECKELMANN, G.: Ambulante Kombination von Körpertherapie und analytischer Fokaltherapie bei psychosomatischen Beschwerden. Psychotherapeut (1996) 41:236-241

BIERMANN, G.: Autogenes Training mit Kindern und Jugendlichen. Ernst Reinhardt, München / Basel 1975

BINDER, H.: Autogenes Training bei Hirnversehrten. Z. Psychother. I, (1956), 212-215

BINDER, H.: Das Autogene Training als Gruppentherapie. Eine wertvolle Ergänzung für die Allgemeinpraxis. Monatskurse f. d. ärztliche Fortbildung, Nr. 1, 1962

BINDER, H.: Gruppenpsychotherapeutische Aspekte bei der Durchführung des autogenen Trainings mit Anfallskranken, insbesondere mit Hirnverletzten und Epileptikern. Zeitschrift für Allgemeinmedizin 45 (9) (1969), 407-408

BINDER, H.: Autogenes Training. Supervision. Eigenverlag, Hamburg, 2. Aufl. 1984

BINDER, H., K. BINDER: Vorsatzbildungen im autogenen Training — eine differenzierte Methode der Psychotherapie? Schleswig Holsteinisches Ärzteblatt, Heft 10 (1987), 65-653

BINDER, K.: Autogenes Training in der nervenärztlichen Praxis, mehr als ein Basis Psychotherapeutikum? Schleswig Holsteinisches Ärzteblatt, Heft 10 (1986), 592-598

BINDER, K.: Autogenes Training: Motivation, Übungsverhalten und Erfolg — Ergebnisse einer katamnestischen Untersuchung von 330 Teilnehmern an Volkshochschulkursen. Vortrag Würzburg, Kongreß Psychotherapie und Innere Medizin, 1987

BRÄUTIGAM, W.: Reaktionen – Neurosen – abnorme Persönlichkeiten. Thieme, Stuttgart 1985

BÜHLER, K. E., R. BIESENECKER-FJORNESS: Behandlungsergebnisse mit dem Autogenen Training. Eine katamnestische Studie. Deutsches Ärzteblatt 40 (1986)

BULLING, TH.: Widerstände beim autogenen Training und deren Bearbeitung in der Gruppe. Inaugural Dissertation, Universität Zürich, 1979

DURAND DE BOUSINGEN, R.: Übertragung (Gegenübertragung) und Identifizierungen im autogenen Training (Unter und Oberstufe), Psychoanalytische Studie — technische Konsequenzen. Journal für autogenes Training und allgemeine Psychotherapie IV, Heft 1 4/77, Sept. 1978

ERIKSON, E. H.: Identität und Lebenszyklus. Suhrkamp, Frankfurt 1979

FREUD, S.: Erinnern, Wiederholen und Durcharbeiten. 1914. Ges. Werke X, 126-136

GARCIA, J.: Autogenes Training und Biokybernetik. Eine naturwissenschaftliche Fundierung des Psychischen. Hippokrates, Stuttgart 1983

GRAWE, K.: Grundriß einer allgemeinen Psychotherapie. Psychotherapeut (1995), 40:130-145

GREENSON, R.: Technik und Praxis der Psychoanalyse, Klett Cotta, Stuttgart 1981

GRINDER, J., R. BANDLER: Therapie in Trance. Klett Cotta, Stuttgart 1984

HOFFMANN, B.: Handbuch des autogenen Trainings. dtv., München 1979

HOFFMANN, B.: Autogenes Training und Psychoanalyse. Prax. Psychother. Psychosom. (1981) 26:61-66

HOFFMANN, B.: Handbuch des autogenen Trainings. dtv, München 1997

IVERSEN, G.: Wie halten wir es mit der Psychotherapie? Aufs Ganze gesehen ... Bewährtes besser nutzen — Neues sorgsam prüfen! Aus: Wie halten wir es mit der Psychotherapie? Bad Segeberg 1986

IVERSEN, G.: Vom psychotherapeutischen Engagement bei psychosomatisch Kranken. Praxis der Psychotherapie und Psychosomatik 29 (5) (1984), 218-221

JACOBSON, E.: Progressive Relaxation. University of Chicago Press, Chicago 1928

KERNBERG, O. F.: Borderline-Störungen und Pathologischer Narzißmus. Suhrkamp, Frankfurt a. M. 1983

KÖNIG, K.: Angst und Persönlichkeit. Vandenhoek u. Ruprecht, Göttingen und Zürich 1995

KÖNIG, W., G. DI POL, G. SCHAEFFER: Autogenes Training, ein Grundriß. VEB Gustav Fischer, Jena 1983

KRAFT, H.: Autogenes Training — Methodik und Didaktik. Hippokrates, Stuttgart 1982

KRAFT, H.: Methodik und Didaktik des Autogenen Trainings aus psychoanalytischer Sicht. Schleswig-Holsteinisches Ärzteblatt, Heft 10 (1983) 714-720

KRAFT, H.: Autogenes Training, Methodik, Didaktik und Psychodynamik. 3. Aufl. Hippokrates, Stuttgart 1996

KRAPF, G.: Autogenes Training aus der Praxis. Springer, Berlin–Heidelberg–New York 1980

KRAPF, G.: Das „autogene Grundprinzip" beim autogenen Training. Praxis der Psychotherapie und Psychosomatik 30 (1985) 268-270

KRIS, E.: Psychoanalytic Exploration in Art. Int. Univ. Press, New York 1952

KRÖNER, B., H. FRIEG, U.NIEWENDIEK: Einsatz verschiedener Programme des Autogenen Trainings bei Prüfungsangst. Z. klin. Psych. Psychoth. 30 (1982) 254-266

KRÖNUNG, H.-W.: Autogene Vorsatzbildung im Bochumer Modell. Autogenes Training u. Progressive Relaxation, 1991, 8, 3-12

Kruse, W.: Entspannung. Autogenes Training für Kinder. Deutscher Ärzte-Verlag, Köln 1975

KRUSE, W.: Einführung in das autogene Training mit Kindern. 2. Auflage, Deutscher Ärzte-Verlag, Köln 1992

LANGEN, D.: Bibliographie der Hypnose 1890-1969. Hippokrates, Stuttgart 1974

LA PLANCHE, J., J. B. PONTALES: Das Vokabular der Psychoanalyse. Suhrkamp, Frankfurt a. M. 1986

LINDEMANN, H.: Allein über den Ozean. Societäts Verlag, Frankfurt 1972

LUTHE, W.: Autogenic Therapy, Grune & Stratton, New York 1969

MANN, K., G. PIEPENHAGEN: Experimentelle Untersuchung zur Stirnkühle im autogenen Training. Psychother. med. Psychol. 39 (1989) 266-267

MERTENS, W.: Psychoanalyse. 2. Auflage, Stuttgart 1986

MEYER, A. E., et al.: Forschungsgutachten zu Fragen eines Psychotherapeutengesetzes im Auftrag des Bundesministeriums für Jugend, Familie, Frauen und Gesundheit. Universitäts-Krankenhaus Hamburg Eppendorf 1991.

MITSCHERLICH, A.: Krankheit als Konflikt. Studien zur psychosomatischen Medizin 1 und 2. Suhrkamp, Frankfurt 1968

MÜLLER-HEGEMANN, D.: Autogene Psychotherapie. Rowohlt, Hamburg 1981

RIEMANN, F.: Grundformen der Angst, Reinhardt, München–Basel 1982

RINGLER, M.: Verhaltenstherapie. In: Hans Strotzka (Hrsg.): Psychotherapie: Grundlagen, Verfahren, Indikationen. Urban u. Schwarzenberg, München–Wien–Baltimore 1978

ROSA, K.R.: Das ist autogenes Training. Kindler, München 1975

ROSA, K.R.: Das ist die Oberstufe des autogenen Trainings. Kindler, München 1975

ROSMANITH, S., G. BARTL: Autogenes Training (AT): Eine tiefenpsychologisch fundierte Methode. Ärztliche Praxis und Psychotherapie, Nr.1, 13. Jg. (1991)

SCHAETZING, E.: Die verstandene Frau. J. F. Lehmanns Verlag, München 1952

SCHULTZ, J. H.: Das Autogene Training (Konzentrative Selbstentspannung). Georg Thieme, 6. Auflage, Stuttgart 1950

SCHULTZ, J. H.: Das autogene Training — konzentrative Selbstentspannung, Thieme, 17. Auflage, Stuttgart, 1982

SCHULTZ, J.H., W. LUTHE: Formelhafte Vorsatzbildungen. Acta psychother. 10:419-427 (1962)

STANGIER, U., U. GIELER, A. EHLERS: Autogenes Training bei Neurodermitis. Z. Allg. Med. 1993, 68:158-161

STEPHANOS, S., W. BIBEL, F. G. PLAUM: Die ambulante analytisch orientierte Psychotherapie bei Patienten mit psychosomatischen Störungen. Psychother. med. Psychol. 26 (1976), 33-43

STERN, D.: Die Lebenserfahrung des Säuglings. 5. Aufl., Klett-Cotta, Stuttgart, 1996

STETTER, F., K. MANN: Autogenes Training. Empirisch begründetes psychotherapeutisches Verfahren in der Primärversorgung. Dt. Ärzteblatt 89, Heft 25/26, 22. Juni 1992 (65)

STETTER, F.: Naturheilkundliche und empirisch-naturwissenschaftliche Aspekte des Autogenen Trainings. Z. Allg. Med. 1998 (im Druck)

THOMAS, K.: Praxis der Selbsthypnose des Autogenen Trainings, Georg Thieme, Stuttgart 1976

WALLNÖFER, H.: Analytische Techniken in der Oberstufe des Autogenen Trainings. Journal f. Autogenes Training und allgemeine Psychotherapie 4 (1978), 75-92

WALLNÖFER, H.: Die analytische Oberstufe des autogenen Trainings. Entwicklungen, Möglichkeiten, Grenzen Vortrag Bad Bellingen, 30.3.1982, Frankfurt 1985

WINNICOTT, D. W.: Von der Kinderheilkunde zur Psychoanalyse. Fischer, Frankfurt 1985

18
Sachverzeichnis

19
Autorenverzeichnis

Hypnose-
therapie

E. Schäfgen

Hypnosetherapie

Leitfaden für die ärztliche Weiterbildung

1992, 107 Seiten, broschiert,
DM 38,-/öS 277,-/SFr 38,-
ISBN 3-7691-0260-6

Deutscher Ärzte-Verlag

Der Autor stellt die Entwicklung und theoretische Grundlagen der Hypnose dar. Für die praktische Anwendung finden sich viele Beispiele verbaler Heilsuggestion direkter Art, vor allem aber auch Möglichkeiten der indirekten suggestiven Beeinflussung des Unbewußten. Dabei wird Wert auf eine Zusammenführung des klassischen Vorgehens mit neueren psychologischen Forschungen gelegt.
Ausführlich werden Indikationen auf verschiedenen Gebieten, aber auch Kontraindikationen, Möglichkeiten von Schäden sowie juristische Probleme besprochen.

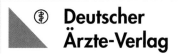

**Deutscher
Ärzte-Verlag**

Postfach 40 02 65
50832 Köln
Telefon 0 22 34/70 11-322/323
Telefax 0 22 34/70 11-476
www.aerzteverlag.de/html/buecher0.htm

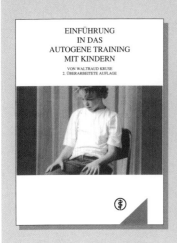
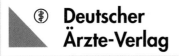